DU LAMBEAU,

DE SA CONSERVATION

DANS LES PLAIES PAR INSTRUMENTS TRANCHANTS ET PAR ARRACHEMENT.

PARIS. — RIGNOUX, IMPRIMEUR DE LA FACULTÉ DE MÉDECINE,
rue Monsieur - le - Prince, 29 *bis*.

DU LAMBEAU,

DE SA CONSERVATION

DANS LES PLAIES PAR INSTRUMENTS TRANCHANTS ET PAR ARRACHEMENT.

Par **J.-L. HULOT**,

DOCTEUR EN MÉDECINE,

Bachelier ès Sciences,
ancien Élève des hôpitaux et hospices civils de Paris.

Fit quoque uti soleant, minus oblato acriter ictu,
Reliquiæ motus vitalis vincere sæpe,
Vincere, et ingentes plagæ sedare tumultus,
In que suos quidquid rursus revocare meatus.
(LUCRÈCE, *de Natura rerum*.)
. . . . . Primo avulso, non deficit alter.
(VIRGILE, *Énéide*.)
. . . . . Quod non sua seminat arbos?
(*Idem*.)

PARIS.

LABÉ, LIBRAIRE DE LA FACULTÉ DE MÉDECINE,
place de l'École-de-Médecine, 4.

1847

A MON MAITRE,

M. PH.-FRÉD. BLANDIN,

Professeur de Médecine opératoire à la Faculté de Médecine de Paris,
Chirurgien du Roi et de l'Hôtel-Dieu,
Membre de l'Académie royale de Médecine,
Officier de la Légion d'Honneur.

Hommage sincère de respectueux dévouement et de vive reconnaissance.

DU LAMBEAU,

DE

SA CONSERVATION DANS LES PLAIES

PAR INSTRUMENTS TRANCHANTS ET PAR ARRACHEMENT.

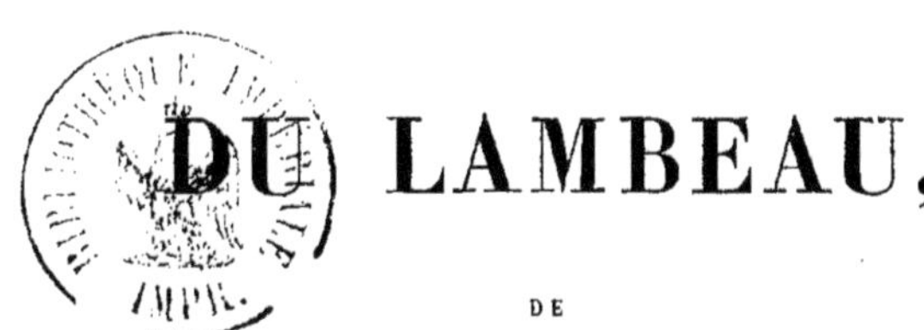

PRÉLIMINAIRES.

Lorsqu'une partie constituante du corps est en partie détachée et pendante, ou même complétement détachée, et que, dans ces deux cas, elle conserve encore de la vie, cette partie se nomme *lambeau.* Je m'occuperai spécialement, dans cette thèse, de lambeaux qui résultent des plaies par arrachement ou par incision. Avant que d'aller plus loin, rappelons que dans toute plaie l'organisme présente une solution de continuité : si elle a eu lieu par arrachement, c'est-à-dire par une traction violente, la plaie est irrégulière, anfractueuse, et les bords, les surfaces, en sont pareillement irréguliers et déchiquetés. Quand la solution a été causée par un instrument tranchant, la plaie

est unie, régulière, et de même, les bords et les surfaces en sor
nets, réguliers. Posons encore en principe que les lambeaux étar
des parties prêtes à se détacher, ou même déjà détachées de l'orga
nisme, le chirurgien doit toujours, en pareil cas, se proposer pou
but de les rattacher d'une manière durable et assurée. Dans la vie géné
rale du corps, on comprend que les difficultés à vaincre, les méthode
à employer, les pansements à appliquer, varieront, suivant qu'il s'agir
de lambeaux accidentels ou provenant d'opération; de lambeaux sain
ou de lambeaux malades; enfin, de lambeaux entièrement détachés d
l'organisme et capables pourtant d'être regreffés; c'est-à-dire, rapp
lés à la vie dès qu'ils rentrent en communication avec le systèm
vasculaire et nerveux, ou de lambeaux, détachés seulement dar
une étendue plus ou moins grande de leur limite, adhérents encor
par un côté et recevant de là le sang et l'influx nerveux, aliment ne
cessaire à l'entretien de leur vitalité.

Cette simple énumération montre déjà toute l'étendue du sujet : l
but spécial de ce travail sera l'histoire générale du lambeau en chirurgi
considéré surtout au point de vue de sa conservation, basée elle-mêm
sur les faits les plus curieux de la physiologie pathologique et de la phy
siologie expérimentale. Cette histoire doit ouvrir à la thérapeutiqu
des voies et des ressources nouvelles : l'autoplastie, par exemple, c
fondée tout entière sur l'étude attentive des faits que je viens de nom
mer. La science du passé ne donne pas seulement la mesure de ce qu
le génie de la chirurgie a jusqu'ici tenté en ce genre, elle condu
encore, de progrès en progrès, aux belles découvertes de l'art mo
derne; il faudrait ici ne point s'arrêter à ce qui a été fait, car plus o
approfondira la doctrine de la conservation des lambeaux, plus o
fécondera cette matière où tout s'appuie sur la réalité, où tout cor
duit à des applications immédiates, utiles autant que curieuses.

Il faudrait, pénétrant ici la nature vivante dans son plus intéressar
travail, parcourant la longue série des modifications qu'elle traverse
assistant, en quelque sorte, à tous les secrets de l'existence, voi
comment s'engendre, s'organise, s'altère, se sépare, se régénère l'êtr

vivant. Aussi, médecins et naturalistes se sont-ils efforcés à l'envi de suivre tous les degrés de cette vaste échelle, où la nature manifeste sans cesse son activité toute-puissante.

Marchant sur les traces des Réaumur, Tremblay, Charles Bonnet, Duhamel, Spallanzani, Hunter, Astley Cooper, Dieffenbach, Wiseman, etc., j'aurais voulu joindre moi-même à leurs belles expériences quelques expériences nouvelles, et ajouter quelque chose dans la mesure de mes forces à tant de grands et utiles travaux; mais obligé de circonscrire ce travail dans d'étroites limites, je me renfermerai dans une simple revue chirurgicale, à la suite des grands maîtres qui ont ouvert les premiers la voie.

Le plan de cette thèse sortira des divisions mêmes du sujet. Nous énumérerons d'abord toutes les différentes sortes de lambeaux adhérents et entièrement détachés, puis nous traiterons successivement de chacune d'elles, selon l'ordre suivant :

1° *Lambeaux résultant de plaies d'opération.* — Ceux-ci sont faits volontairement, suivant une ordonnance précise, d'après des principes connus et éprouvés, dans des circonstances convenues et appréciées d'avance (amputations de nécessité ou d'élection; dans la contiguïté ou dans la continuité; amputations traumatiques, pathologiques, de luxe, de convenance, ou de complaisance; extirpation de tumeurs; opérations autoplastiques, etc.). Dans des temps déjà fort éloignés de nous, alors que les tortures et les supplices barbares étaient encore en usage, on faisait subir aux condamnés diverses mutilations; ce fut même là, dans quelques pays (les Indes et l'Italie), l'origine de méthodes opératoires nouvelles, destinées à restaurer et à reproduire les parties perdues de l'organisme. La rhinoplastie, en particulier, n'est pas due à une autre cause.

2° *Lambeaux provenant de plaies accidentelles.* — Ils sont produits de diverses manières : ou bien par instruments tranchants (incision),

par instruments tranchants et contondants (morsure), par traction
simple (arrachement et rupture), par contusion et arrachement réunis
(projectiles de guerre); tel sera l'ordre de ce travail que nous pouvons
mieux encore résumer ici par un tableau synoptique :

Ire PARTIE. LAMBEAUX ADHÉRENTS.	Lambeaux résultant d'opérations :	Autoplastie, extirpation de tumeur, amputations, désarticulations, résections.
	d'accidents	par arrachement, instruments tranchants, instruments contondants et par morsure.
IIe PARTIE. LAMBEAUX ENTIÈREMENT DÉTACHÉS.	Lambeaux résultant d'opérations ;	
	d'accidents	par arrachement, instruments tranchants, instruments contondants (plaies d'armes à feu)

On voit que ce travail sera divisé en deux parties distinctes : dans
la première, nous traiterons des lambeaux adhérents considérés dans
les détails généraux et particuliers de leur histoire; nous passerons
successivement en revue leur anatomie, leur physiologie, leur pathologie, les médications pronostiques et thérapeutiques qu'ils fournissent; dans la seconde partie, nous traiterons spécialement des lambeaux entièrement détachés.

PREMIÈRE PARTIE.

LAMBEAUX ADHÉRENTS.

——

HISTOIRE.

Cette histoire comprend les diverses espèces de lambeaux suivants :

A. *Lambeaux autoplastiques.* — Les lambeaux autoplastiques sont formés de téguments internes ou externes, de tissu cellulaire sous-cutané, du fascia superficialis, parfois des muscles sous-peauciers quand on opère dans les régions qui les possèdent, et même d'aponévroses d'enveloppes des muscles.

Ces lambeaux peuvent être taillés sur presque tous les points du corps; on transporte des lambeaux des membres au tronc et réciproquement; on en emprunte aux parties voisines ou même éloignées des orifices naturels de la face ou du périnée. Ces lambeaux doivent présenter certains caractères, soient qu'il aient été pris aux régions voisines ou éloignées; ils doivent être découpés, façonnés suivant des règles, pour ainsi dire, artistiques, en harmonie avec la configuration et l'usage naturel de l'organe qu'ils doivent réparer.

Ensuite on les transplante, on les greffe à une place qu'ils n'occupaient pas auparavant.

On les découpe tantôt sur le même sujet (autoplastie proprement dite), ou tantôt sur un autre individu (hétéroplastie).

Les lambeaux autoplastiques répondent à divers buts cliniques, ils réparent l'absence, la mutilation ou la perte des parties molles; ils comblent des vides anormaux, des perforations accidentelles, corrigent des difformités congéniales, remplacent ou refont un organe avorté dans son développement ou détruit par une cause quelconque (brûlure, gangrène, congélation, ulcère, plaie); ils en rétablissent la forme ou les fonctions et préservent des accidents consécutifs graves.

Il suffit de signaler les principales applications de l'art autoplastique, qui est maintenant une branche importante de l'art chirurgical, pour se convaincre de l'utilité de ce genre d'opération. Ces autoplasties sont :

La rhinoplastie (Indiens),

La blépharoplastie (Graefe et Dzondi),

L'autoplastie (Dieffenbach),

La cheiloplastie (Celse),

La génioplastie (Roux),

La staphyloraphie (Roux),

L'uranoplastie (Roux),

La bronchoplastie (Velpeau),

L'oschéoplastie (Delpech),

L'uréthroplastie (Earle et Ast. Cooper),

La cystoplastie (Jobert),

L'entéroplastie (Jobert),

La hernioplastie (Jameson et Gerdy),

La kératoplastie (Keissenger).

C'est dans l'étude comparée de toutes les riches observations de MM. Blandin et Rigaud qu'il nous a été possible de réunir quelques considérations générales sur l'autoplastie, et si ce travail mérite quelque attention, il le doit entièrement aux thèses et aux leçons de ces deux professeurs.

Les lambeaux autoplastiques, avons-nous dit, sont le plus souvent cutanés, rarement muqueux, plus rarement encore séreux. Il y a une différence marquée entre ces variétés de lambeaux sous le rapport de leur richesse de leurs moyens de nutrition ; on en trouverait tout autant entre les téguments externes des diverses régions : ainsi le lambeau du bras et du cou vaut moins que le lambeau frontal. Le premier se compose d'une peau trop mince, trop mobile et très-peu pourvue de vaisseaux ; le second offre des conditions bien plus favorables : une peau épaisse, unie intimement à des fibres charnues ou à un tissu fibro-cellulaire, le tout parsemé d'artères très-ramifiées. Or, l'on comprend que le meilleur lambeau est celui qui est le mieux nourri; il doit donc être choisi. Il est inutile d'ajouter qu'on s'arrangera de façon que la cicatrice de la région à laquelle on enlève le lambeau soit le moins apparente et le moins difforme possible. Disons encore que le lambeau doit être suffisant; il serait absurde, en effet, de ne pas lui donner la forme et les dimensions en surface et en épaisseur qui sont nécessaires. Pour cela, on calculera avec soin d'avance la rétractilité des tissus divisés, le nombre et la direction des vaisseaux et les changements qui surviennent pour l'ordinaire par l'action de la formation de la cicatrice. Le pédicule, qui est, en quelque sorte, la racine nourricière du lambeau, doit, large ou étroit, contenir des veines et des artères, sinon il ne pourrait vivre, et par cela même contracter adhérence. Dieffenbach cependant se soucie peu de conserver de gros et de nombreux vaisseaux, de peur de réplétion sanguine nuisible à la survivance du lambeau. M. le professeur Blandin a combattu cette manière de voir, et il trouve plus sage de se ménager une artère principale dans le pédicule, se réservant de désemplir le trop-plein de sang, gêné dans son retour par les veines au moyen de sangsues, dérivation salutaire de l'engorgement sanguin, qui supplée très-bien à l'insuffisance de cette circulation veineuse.

Il est encore important de ne point former des angles trop aigus, car les lambeaux sont exposés presque certainement à être frappés de sphacèle, sinon dans leur entier, du moins dans leur partie anguleuse. Là même chose pourrait encore arriver si le pédicule lui-même était trop étroit et surtout si l'opérateur, oubliant le trajet des vaisseaux de la localité, allait précisément le former du côté opposé à celui où ceux-ci se dirigent selon leur sens naturel.

Il est curieux et intéressant de savoir ce que devient le lambeau autoplastique quand la dissection l'a détaché jusqu'à son pédicule exclusivement. Il pâlit sur-le-champ, semble se flétrir; il est à peu près insensible, surtout vers son centre, au contact des caustiques et aux piqûres d'épingles; la nutrition y est diminuée; elle n'est plus alimen-

tée que par les vaisseaux du pédicule qui sert de racine au lambeau
Plus tard, l'adhérence étant obtenue au bout de vingt-quatre à qua
rante-huit heures, le lambeau reçoit du sang de la partie sous-jacent
avec laquelle il s'est accolé, et dès lors son pédicule peut être coup
impunément sans qu'il en résulte un dommage pour sa nutrition
celle-ci est assurée, elle devient même quelquefois trop abondante. E
même temps la sensibilité reparaît. Comment? ceci est assez diffici!
à dire. Le lambeau, transplanté complétement, par exemple, de l
poitrine au bras ou du bras au nez, est une sorte d'oasis de matièr
vivante au milieu d'une région nouvelle avec laquelle il n'avait aupa
ravant aucun rapport; il est entouré d'un tissu de cicatrice; ses nerf
disparaissent, et les nerfs des parties voisines s'arrêtent brusquemen
à la cicatrice qui n'en contient pas et n'en est pas pénétrée. Commen
donc concevoir le rétablissement de l'action nerveuse dans ce lambeau
et sa communication dynamique sans la continuité matérielle qui man
que, comme le prouvent des autopsies d'hommes et d'animaux?

Sur le vivant, le retour de la sensibilité est facile à constater. Tou
ché ou piqué, le lambeau sent par lui-même; l'impression du froid
détermine même la chair de poule. Il est bon d'observer, et ceci aider
peut-être, selon M. Jobert, à expliquer ces étranges résultats, que l
vascularité se prononce avant la réapparition de la sensibilité; que sor
degré coïncide avec celui de cette faculté; qu'elle devient égale à c
qu'elle est dans les parties environnantes, et rayonne du lambeau tou
autour, à travers la cicatrice, se ramifiant avec le reste du systèm
sanguin.

L'abord du sang serait-il la cause déterminante du réveil et de l'en
tretien de la sensibilité? Ne faut-il pas conclure que les sensations ex
citées dans les lambeaux sont transmises au centre nerveux par le
extrémités des nerfs voisins de la cicatrice, et parviennent à ces extré
mités par l'intermédiaire du tissu cicatriciel lui-même, dépourvu d
nerfs?

L'état du système phanérique change aussi sur le lambeau qui l
supporte. Nous lisons dans le *Journal de chirurgie* de M. Malgaigne

Graefe et Dieffenbach ont avancé que les poils existant sur les parties auxquelles on emprunte un lambeau tombent après que ce dernier a perdu ses rapports naturels. Peut-être cette chute a-t-elle lieu quelquefois dans les premiers jours qui suivent l'opération ou la section du pédicule. Mais M. Jobert a toujours vu les poils acquérir sur ces lambeaux un développement plus grand, de la longueur et une couleur plus foncée qu'avant la transplantation. Ces derniers détails, bien confirmés, ont leur côté à la fois curieux et utile; car, dans les restaurations de la face, on peut mettre à profit cette force de développement surexcitée quelquefois dans le système pileux du lambeau, surtout quand on opère sur des individus du sexe masculin. En effet, chez l'homme parvenant à l'âge adulte, certaines parties sont, normalement, recouvertes de poils surnommés barbe, favoris, moustaches, etc. Si donc une occasion de génioplastie se présente à pratiquer, le chirurgien aura raison d'emprunter son lambeau à la région temporale, qui est elle-même velue, puisqu'elle supporte les cheveux; de cette façon, en changeant de place, les cheveux peuvent devenir les favoris, et le visage n'est point défiguré: les deux côtés de la physionomie continuent à se ressembler par leur présence.

La connaissance des phénomènes qui se passent dans les lambeaux autoplastiques est une source d'indications importantes relatives à la manière dont on doit les conserver, et donne aussi une idée des résultats auxquels on se promet d'arriver.

La réunion des lambeaux n'est assurée qu'au prix de l'avivement de la région où on les transporte; les parties vivantes ne peuvent, en effet, se cicatriser ensemble qu'autant qu'ils sont à l'état de cruentation ou de suppuration, condition indispensable pour leur réunion. Nous dirons plus loin et avec plus de détails, quand nous parlerons de la conservation des lambeaux d'opération, les précautions qu'on observe dans ces opérations spéciales.

B. *Lambeaux d'amputation.* — Dans toute amputation on s'arrange de façon à laisser, au delà de l'os qui occupe le centre de la plaie, une

assez grande étendue de parties molles destinées à recouvrir l'os et
fermer le moignon en opposant chair à chair. Une question assez
délicate encore, débattue de nos jours, roule sur la préférence
donner aux lambeaux soit simplement tégumentaires, soit à la fois
tégumentaires et musculaires. On confectionne, suivant la détermination à laquelle on s'arrête, l'une ou l'autre de ces espèces de lambeau
d'amputation, ce qui demande un manuel opératoire un peu diffé-
rent. Quand il s'agit de composer un ou deux lambeaux pris dans
toute l'épaisseur du membre, les procédés connus de Verduin et de
Vermale sont à suivre littéralement, et même sont plus volontiers
adoptés que les autres procédés de Garengeot, Ravaton et Langen-
beck, et l'on opère ainsi le plus souvent lorsque l'on ampute dans la
continuité. S'agit-il, au contraire, de composer un ou deux lambeaux
presque exclusivement avec la peau, but qu'on se propose pour beaucoup d'amputations dans la contiguïté, on a recours à la méthode circulaire ou à la méthode ovalaire; on dissèque les téguments incisés
on les retourne comme une manchette, renversement qu'on se facilite
en ajoutant aux extrémités une petite incision latérale; l'on coupe enfin
pour terminer, les autres parties molles après la dissection des lambeaux.

Certaines règles sont à observer : généralement on finit l'opération par
le lambeau qui contient les plus gros vaisseaux et nerfs ; à leur extrémité
libre, les lambeaux doivent être terminés carrément ou ovalairement
par une coupe nette et sans biseau trop prolongé ; si quelques parties
fibreuses dépassent le niveau de la plaie, on les resèque avec des
ciseaux ; enfin on doit connaître à l'avance la mesure nécessaire de ces
lambeaux ; qu'ils aient la longueur suffisante pour ne point laisser à nu
l'os scié ou l'article qui vient d'être ouvert, et que leur coaptation
soit facile et régulière.

L'état de santé du lambeau, si l'on peut employer cette expression
occupe très-sérieusement l'opérateur. Il est bien certain qu'il vaut
mieux avoir affaire à des lambeaux sains et possédant leurs qualités
naturelles, ils sont sans contredit dans des conditions meilleures pour

leur conservation; mais il ne faudrait pas non plus conclure que les
lambeaux malades ne puissent jamais être conservés, ni servir au succès
de l'opération. M. le professeur Blandin a pratiqué, cette année, l'amputation de Chopart chez un jeune enfant dont le pied avait été saisi
et écrasé par un pont tournant du canal Saint-Martin. Le lambeau
plantaire était insuffisant ; M. Blandin se ménagea donc des lambeaux
sur les faces dorsale et latérales du pied, et, bien qu'elles fussent
contuses et enflammées, ces lambeaux ne furent pas perdus, leur
substance recouvrit les surfaces articulaires, et le moignon fut heu-
reusement fermé.

Un autre chirurgien, moins expérimenté, se fût cru sans doute
obligé à un sacrifice plus grand, il eût amputé la jambe, tandis qu'il était possible, comme le résultat l'a prouvé, de conserver
presque la moitié du pied de ce malheureux enfant.

Il arrive souvent en chirurgie que des amputations sont pratiquées
pour causes de caries scrofuleuses ou de tuberculisation des os du
pied, et que le bistouri tombe au milieu de tissus chroniquement
enflammés, évidemment altérés, traversés par des trajets fistuleux,
œdémateux ou fongueux, indurés, ramollis ou suppurants, et cependant, aussitôt les os malades enlevés, l'origine du mal supprimée, ils
reviennent à leur état naturel et forment des moignons solides. M. Ségalas a réussi à employer un prépuce induré par des infiltrations uri-
neuses antérieures dans un cas d'uréthroplastie.

C. *Lambeaux de résections.* — Les résections, opérations dans lesquelles on enlève une partie ou la totalité d'un ou de plusieurs os, un
cal vicieux, etc., en conservant le membre ou la région qui les recèle,
participent trop du caractère des amputations, pour que nous ayons
besoin d'entrer dans de trop longs détails sur la formation de ces
lambeaux.

L'opérateur est ici, en effet, obligé de s'ouvrir une large plaie béante,
un champ libre et commode à la manœuvre, afin d'extraire facilement

3

les portions malades du squelette; il attaque ordinairement du côté
le plus accessible et le moins dangereux, côté où ne se trouvent
point les organes importants à protéger, tels que les troncs nerveux
ou vasculaires. Les lambeaux sont presque tous quadrilatères ou trian-
gulaires; mais il faudrait examiner successivement toutes les résections
en particulier pour voir toutes les modifications que comporte la méthode à lambeaux, et la vérité des préceptes qu'elle soulève dans chaque région du corps. Je ne puis que renvoyer à cette étude qui sort
de nos généralités.

D. *Lambeaux d'opérations d'autre genre.* — La formation de lambeaux s'applique encore à un grand nombre d'opérations, telles que
les extirpations de tumeurs et de corps étrangers (projectiles et sé-
questres), les épanchements intracrâniens (trépanation), etc. On en
distingue plusieurs formes; il suffit de les énoncer pour avoir l'idée
des lambeaux qui en résultent; un dessin les ferait encore mieux
comprendre. Ainsi :

On compte des lambeaux en T, en V, en ✠, en Y, en *.

L'on voit que, suivant la direction que l'on donne aux incisions,
on obtient un ou plusieurs lambeaux adhérents; il reste à les disséquer jusqu'à la base afin de se procurer un plus ou moins grand écartement des chairs et plus de facilité pour trépaner ou faire l'ablation de certaines tumeurs, selon les nécessités des indications chi-
rurgicales.

E. *Lambeaux accidentels.* — Toutes les régions du corps peuvent
présenter des lambeaux accidentels; mais c'est surtout aux membres
que les plaies à lambeaux sont fréquentes. Suivant la profondeur et
l'étendue de ces plaies, on voit les lambeaux comprendre dans leur
épaisseur la peau, le tissu cellulaire sous-cutané, le fascia superficialis, des muscles peauciers ou des aponévroses, des muscles profonds,
des tendons, des bourses synoviales, des vaisseaux, des nerfs, le périoste enfin, jusqu'à des os et même des portions plus ou moins

étendues des organes intérieurs (du foie, du cerveau, par exemple).

Aussitôt que l'action vulnérante est produite et que les lambeaux sont formés, les parties qui les composent obéissent à leur élasticité ou à leur contractilité et déterminent entre les bords de la plaie un écartement bien autre que celui qu'occasionnent les plaies simples; quelles que soient d'ailleurs leur étendue et leur profondeur, une partie plus ou moins grande de la plaie est à nu, et souvent même, le lambeau, obéissant à la pesanteur, laisse à découvert une surface saignante très-considérable. On comprend qu'à cet écartement des bords de la plaie doit s'ajouter bien souvent une hémorrhagie abondante résultant du grand nombre des vaisseaux intéressés, et, dans un temps plus éloigné, une suppuration prolongée. C'est, en effet, le propre des plaies à lambeau de ne pas être toujours suivies de réunion par première intention, tant par la difficulté qu'offre la réunion que par les accidents qui viennent compliquer la marche de la cicatrisation, le peu de vitalité et d'épaisseur qu'ils présentent ou l'importance des parties qui ont été intéressées.

Le mode suivant lequel sont produits les lambeaux crée encore de grandes différences entre eux. Les lambeaux qui résultent de plaies par instruments tranchants ont leurs bords nets et réguliers; ils sont simples; leur profondeur est rarement considérable, les parties qui les composent sont coupées nettement; des hémorrhagies souvent considérables les accompagnent; abandonnés à eux-mêmes, les lambeaux se rétractent; la suppuration s'établit, et si le pédicule est suffisant pour les alimenter, si l'inflammation n'est pas trop vive, on les voit en général se couvrir de bourgeons charnus comme les parties profondes, fournir du pus en abondance, et la cicatrisation avoir lieu par suite du retrait du tissu de cicatrice qui s'est formé. Autrement dit, l'histoire de ces lambeaux rentre dans celle des plaies par instruments tranchants dont la réunion immédiate n'a pas été tentée.

Les lambeaux qui résultent des plaies contuses proprement dites offrent, comme circonstance caractéristique, une forme très-variée : à bords plus ou moins irréguliers, à base plus ou moins large et dont

l'épaisseur est en général considérable, tant la cause qui les a produi
avait de puissance; souvent aussi ces lambeaux sont nombreux
comme en étoile : en général ils n'occasionnent pas des hémorrhagi
aussi inquiétantes que les précédents. Ces lambeaux sont souve
contus, désorganisés dans une plus ou moins grande étendue, et
gangrène les frappe bien plus fréquemment que les lambeaux p
instruments tranchants. C'est surtout ce qu'on observe lorsque le lar
beau très-étendu reste fixé au corps du côté opposé à la racine (
membre et ne reçoit le sang et l'innervation que d'une manière trè
indirecte , ou lorsque la réaction inflammatoire est excessiveme
énergique.

Les plaies par armes à feu sont rarement à lambeaux, et lorsqu
y en a, ces lambeaux sont tellement contus que la désorganisatio
et la gangrène en sont presque inévitables; en outre, elles coïncide
presque toujours avec les plus graves désordres des parties pr
fondes.

Les plaies par arrachement, au contraire, sont des plaies éminer
ment à lambeaux et à lambeaux toujours irréguliers : pour cor
prendre l'irrégularité extrême des plaies par arrachement , il fa
savoir que les divers tissus résistent inégalement aux efforts de tra
tion. Les parties molles, y compris les ligaments articulaires, cède
et se rompent plutôt que les os, et les tissus déchirés ne le sont p
tous à la même hauteur. De la déchirure inégale de la peau, en pa
ticulier, résulte souvent que le moignon présente sur un point de
circonférence un lambeau cutané à bords frangés et roulé sur sa fa
saignante, tandis que sur une autre partie du membre les tégumer
n'étant pas assez longs pour recouvrir la plaie, les aponévroses et l
muscles se trouvent mis à nu ; d'autres fois, au contraire, ils so
plus longs qu'il ne faut, et l'on voit même pendre de la surface (
moignon les tendons ou les aponévroses qui se dirigeaient vers le cor
charnu enlevé avec le reste du membre.

Les lambeaux résultant de morsure sont encore plus irrégulier
s'il est possible, que les lambeaux d'arrachement proprement dit,

souvent compliqués de perte de substance, mais surtout de désordres graves dans les parties sous-jacentes à la peau : les plaies par morsure et les lambeaux qui en sont le résultat présentent la contusion à leur plus haut degré et sont souvent frappés de gangrène. Dans les cas les plus heureux, la suppuration est presque inévitable.

CONSERVATION.

Nous retrouverons pour le traitement des plaies à lambeaux beaucoup d'indications communes à toutes les plaies en général, mais en même temps des indications spéciales qu'il nous importe surtout de faire connaître selon l'ordre suivant :

1° Généralités sur les conditions favorables et défavorables à la réunion soit médiate, soit immédiate; appréciation de leurs avantages et de leurs inconvénients réciproques.

2° Exposé des moyens de réunion qu'on emploie dans le traitement des plaies à lambeaux du corps, leur appareil. Soins du traitement locaux et généraux; pansement, hygiène et médications dans les cas simples et les cas compliqués.

3° Choix de la méthode et des moyens de réunion; conduite à tenir en présence des diverses sortes de lambeaux (accidentels ou d'opération). Résumé sur leur conservation.

1° Deux grandes méthodes de pansement se disputent le traitement des plaies à lambeaux, la réunion immédiate et la réunion secondaire. L'expérience démontre que l'une ne peut exclure l'autre, que toutes deux sont également nécessaires, chacune dans des cas donnés. Si donc toute plaie tend inévitablement à l'adhésion et y arrive en passant ou non par la suppuration, il nous faut indiquer à quelles espèces de lambeaux il convient d'appliquer l'un ou l'autre de ces modes de pansement, et les raisons qui déterminent le chirurgien à opter. La réunion immédiate est aujourd'hui très-usitée; on la fait plus ou moins complète et exacte : tandis que les Anglais recommandent de fermer hermétiquement les plaies et ne laissent guère de libre que le trajet des fils à ligature ; les Français, convaincus de la capacité inégale des tissus divisés à contracter adhésion (les séreuses étant plus faciles à adhérer entre elles que la peau, la peau plus que les muscles, les muscles plus que le tissu fibreux, celui-ci plus que le système osseux), en outre trouvant des dangers dans l'exécution rigoureuse de cette réunion, préférant souvent suivre une méthode mixte, ils se ménagent un intervalle pour l'écoulement des fluides de la plaie, quand il s'agit surtout d'un moignon, et achèvent de réunir ensuite. L'école de Dupuytren agissait ainsi.

Longtemps une croyance funeste aux malades exista parmi les chirurgiens : on considérait la suppuration comme une condition utile des plaies, et on en faisait une loi invariable, quelle que soit la manière d'être de la solution de continuité.

Pott reprochait encore aux praticiens de son temps de se refuser à la réapplication des lambeaux, habitués qu'ils étaient à les retrancher avec le bistouri. Mais aujourd'hui la réunion immédiate a gagné sa cause, et au lieu de convertir une plaie à lambeau en une plaie avec perte de substance, on prend toutes les précautions possibles pour les conserver et les rattacher à l'organisme.

En effet, toutes les observations où cette pratique a été suivie parlent en sa faveur.

Ses avantages sont véritablement précieux.

La réunion immédiate ou méthode adhésive met la plaie à l'abri de l'action de l'air, oppose chairs à chairs, diminue la surface saignante, évite la production des fluides traumatiques et par conséquent leur séjour, fatigue moins le blessé en raison de la rareté des pansements, obtient moins de douleur, moins d'inflammation et moins d'affaiblissement des forces, moins de réaction de la plaie sur des maladies internes qui peuvent exister déjà chez le blessé ou l'opéré, elle ne découvre pas les os et n'a pas les conséquences fatales de leur saillie, telles que la nécrose et la phlébite, dans les moignons, par exemple : elle prévient, chose très-importante, les graves complications des

plaies : le croupissement et les fusées de pus, la pourriture d'hôpital, etc.; elle guérit enfin plus promptement et au moyen d'une cicatrice plus étroite et plus solide.

Ces avantages ont séduit la plupart des chirurgiens; l'école de
Montpellier en particulier a adopté cette méthode; un traité *ex pro-
fesso* de M. Serres sur cette matière est déjà entre les mains des élèves
depuis 1830. L'épigraphe de ce livre est l'éloge le plus éclatant de la méthode. Voici les paroles de John Bell (*Traité des plaies*) : « La réunion
immédiate, dit-il, a fait faire plus de progrès à la chirurgie et surtout
à l'art des opérations qu'aucune découverte; » et c'est vrai, confes-
sons-le aussi : la réunion immédiate est en grande partie redevable
de ses perfectionnements et de ses avantages à l'amélioration ap-
portée soit aux procédés opératoires, soit aux moyens hémostatiques;
la thérapeutique des plaies à lambeaux en particulier a su largement
en tirer son profit.

Nous n'avons pas besoin de la statistique pour établir l'éminence de
ce mode de pansement, les preuves abondent, tous les services des
hôpitaux et la pratique civile sont remplis de ces faits, et voulût-on
juger la question de supériorité de cette méthode sur sa rivale la
réunion secondaire, qu'on n'aurait pas pour résultat l'expression de
la vérité; car c'est là un des torts de la statistique, elle confond dans
ses moyennes, le plus ordinairement, tous les éléments de jugement
et rassemble les données les plus disparates : on a fait, par exemple,
un relevé de 448 opérés, traités par la réunion immédiate (thèse de
Sanson), et l'on a constaté 38 décès, c'est donc une mortalité de 1
sur 12.

Or, doit-on se prononcer ainsi ? Non, car les chiffres ne représen-
tent pas des catégories où les sujets soient exactement semblables
sous le rapport de l'âge, de la constitution, de l'état normal, etc., rien
n'y est distingué, et la somme totale est alors le fruit de cette confusion.
En effet, tel chirurgien a toujours été heureux dans ses réunions immédiates, et à côté, dans des circonstances différentes, cette méthode

a essuyé des revers assez nombreux. Que conclure de là ? ceci : que les succès et les revers dépendent ou des blessés, ou des circonstances hygiéniques, ou de l'opérateur; mais la statistique ne pénètre pas si loin, et même elle ne s'engage que très-difficilement dans ces sortes de détails si variés et si multipliés dont il faut tenir compte cependant si l'on souhaite une appréciation exacte.

La clinique chirurgicale s'est efforcée de rechercher les causes de ces succès et de ces revers, et il n'y avait pas d'autres manières de juger cette méthode thérapeutique et de servir en même temps les véritables intérêts des malades; étant bien déterminées, en effet, les conditions nécessaires à la réussite, on est presque fixé sur les chances qu'on doit en attendre; on le sait pour ainsi dire d'avance, l'espoir et le pronostic se fondent sur cette détermination : ainsi, en présence des lambeaux à réunir, la détermination du chirurgien à agir varie suivant l'espèce d'opération. En nous exprimant comme nous venons de le faire, nous avions raison, car nous avons sous les yeux un autre relevé statistique de MM. Roux, Malgaigne et Velpeau (de 1836 à 1842), sur les résultats des opérations graves pratiquées dans les hôpitaux, relevé très-important à connaître pour juger assez bien la valeur de celles-ci; les chances de succès ou de mortalité à attendre quelles présentent comparativement les unes aux autres, pour savoir enfin quelles sont celles qui méritent d'être préférées par les praticiens, et qu'elles sont celles qui, au contraire, doivent être rarement employées, sinon abandonnées.

Or, nous aurions voulu savoir dans cette statistique deux choses qui importent à notre thèse : quelle était l'influence de la méthode sur la réunion des lambeaux; et quelle était l'influence de la réunion soit immédiate, soit secondaire, étudiées parallèlement, sur le sort des grandes opérations. Notre recherche a été vaine; nous n'avons donc qu'une chose à résumer; cette proposition d'une évidence qu'il est inutile de faire ressortir: les plaies à lambeaux qui se réunissent immédiatement et sans suppuration promettent une guérison plus sûre et plus prompte, et sont préservées de beaucoup d'accidents malheureusement trop fréquents, dans les plaies qui suppurent et sont réunies par seconde intention. La situation, l'étendue, la nature, la composition des lambeaux, enfin toutes les circonstances qui apportent dans la manière d'être de la plaie un degré quelconque de complication, doivent nécessairement faire naître des jugements différents sur leur gravité et par conséquent sur leur pronostic, et des dégrés d'espérance touchant leur conservation.

Disons maintenant quelles sont les meilleures conditions de la réunion immédiate. Eh bien! on peut le déclarer en quelques mots; la méthode adhésive est d'autant plus sûre que l'on rencontre les circonstances suivantes : une plaie récente, nette, saine, à faces opposées, douées de la même vitalité et du même degré d'inflammation traumatique, à tissus très-plastiques, en d'autres termes, très-disposés à se cicatriser et affrontés de manière que les parties similaires ou identiques se correspondent et soient amenées exactement au point de contact sans aucun effort de tractions, sans l'interposition d'aucun corps étranger (caillot de sang, paquets de fils à ligature, fluides excrétés, venin, etc.), et sans aucune issue à la pénétration de l'air extérieur, chez un sujet bien portant d'ailleurs. A la rigueur, on a réussi à réunir immédiatement dans des cas moins favorables et où la plupart des conditions citées manquaient ou même étaient tout à fait contraires, mais alors ce sont là des succès exceptionnels.

Ce n'est pas tout encore, la guérison par ce pansement est mieux assurée quand le malade a pour lui les conditions de climats, de saisons et d'âge les plus favorables. On a cependant douté de cette influence.

Ainsi, on avait cru que les grandes opérations étaient plus heureuses dans les contrées du Midi et dans les petits centres de population, et cette croyance était reçue presque sans preuve. Il paraîtrait (Cauvière) que la statistique rétablit une balance à peu près égale entre les succès et les revers des divers hôpitaux, quelle que soit la différence des lieux; ainsi, un climat ne serait guère plus favorable qu'un autre: partout les mêmes complications affectent les opérés et en amènent la perte.

La statistique a également été appliquée à la recherche de l'influence des saisons; les chiffres ont répondu et se sont trouvés contraires aux simples assertions qui avaient cours jusqu'alors; il importe
de les signaler, car bien choisir la saison la plus favorable pour opérer
c'est assurer la conservation des lambeaux : or ils disent que la mortalité en général est moindre en hiver et que les décès en particulier
à la suite des opérations, sont aussi en plus petite proportion en cette
saison que dans les autres (Malgaigne et Bœchel); l'ordre des saisons
serait celui-ci : hiver, automne, été et printemps; l'explication qu'en
donnent les auteurs précédents, pour être moins sûre que le fait statisti
que lui-même, est cependant assez logique; elle résulte d'ailleurs d'une
coïncidence très-remarquable entre la progression de la mortalité e
les moyennes des variations barométriques, thermométriques et hygro-
métriques. Nous lisons, en effet, ces lignes : « Ce sont précisément les
grandes variations de température et d'humidité que nous avons à
supporter dans un temps donné qui nuisent à la santé; et plus le
temps est court entre le maximum et le minimum, plus nous subirons
d'influence morbifique, attendu qu'il ne nous aura pas été permis de
nous monter au diapason du climat, en sorte que l'organisme es
comme surpris. C'est cette surprise qui cause le mal, toutes les transi-
tions brusques d'un état physiologique à un autre nous dévoilant la
même impuissance à résister. » Ainsi l'hiver serait le meilleur temps
pour la réunion immédiate.

Quant à l'influence de l'âge, c'est un point résolu. Si on en juge par
les opérations du bec-de-lièvre faites un ou plusieurs jours après la
naissance, avec le plus grand succès (P. Dubois), on pourrait s'en-
hardir à pratiquer certaines autres opérations pendant la première
enfance; les tissus sont animés d'une vitalité plus luxuriante, ils sont
plus aptes à l'adhésion; la circulation étant plus riche elle-même et
les matériaux de la réparation par cela même plus abondants.

Parlerons-nous de certains états du sang dont les qualités plastiques
sont incontestables, comme chez plusieurs espèces animales? Tels individus sont remarquables par une grande facilité à guérir de leurs

blessures, et c'est sans doute à cette cause qu'est due la rapidité de l'adhésion chez eux.

Enfin, on comprend facilement l'importance qu'il y a à ne pas opérer pendant une maladie intercurrente de bon ou de mauvais caractère ; une blessure accidentelle survenue chez un individu en proie à une diathèse, risque beaucoup de se ressentir de cette infection générale de l'économie. On a vu, par exemple, un cautère devenir cancéreux. Toutefois, on assure que les plaies guérissent néanmoins, et par la méthode adhésive, malgré ces états constitutionnels graves ; ainsi, les scrofules, la syphilis, le cancer, le scorbut même ne font point obstacle et ne sont pas des contre-indications absolues.

Nous ne voulons pas prétendre que la réunion immédiate convienne à tous les cas, mais nous engageons à toujours la tenter dès que les blessés ou les opérés offrent la plupart des conditions précédentes.

Voyons maintenant cette méthode de pansement considérée dans ses applications : elle doit être rigoureusement exigée toutes les fois qu'on a intérêt à sauvegarder des organes qui ont besoin d'être recouverts de leurs tutamina ; par exemple, on réunira de suite une plaie à lambeau de la paupière, afin que l'œil ne reste pas exposé au contact de l'air. On sait que, dans ces circonstances, le globe oculaire n'est plus humecté par les larmes et que dès lors l'ophthalmie est imminente.

De même on agira quand il existe un lambeau flottant au devant des voies respiratoires ouvertes dans la région cervicale inférieure ; plusieurs motifs en font sentir la nécessité : l'on évite la suffocation, on rétablit la voix, et l'on prévient une bronchite, et en même temps on on assure une guérison plus rapide.

La réunion immédiate est également de rigueur pour les lambeaux autoplastiques, et l'on réussit presque toujours.

Si nous passons maintenant aux amputations, nous dirons que la méthode adhésive compte de nombreux succès ; toutefois les désarticulations en offrent de plus beaux exemples que les amputations dans la continuité. On est moins heureux quand on l'applique aux résections en général et aux résections des extrémités articulaires en particulier.

Pour celles-là surtout, il est vrai de remarquer que la réunion imm
diate, excellente quand elle réussit, est très-mauvaise si elle échou
Nous accorderons enfin qu'il se présente plus d'une contre-indicatio
et le chirurgien aurait tort de vouloir le méconnaître. Ainsi, quand o
suppose que l'on ne pourra échapper au développement d'une inflam
mation suppurative; que la plaie aura la plus grande difficulté à s
réunir dans son fond; que l'opération exigera deux temps d'exécutio
qu'un épanchement aura besoin de s'écouler au dehors; qu'un fluic
sécrété s'échappera invinciblement des voies naturelles, etc., il faud
alors renoncer aux bénéfices de la méthode adhésive. Si l'on sépa
des organes anormalement réunis, si l'on veut maintenir l'ouvertu
d'une cavité anormalement occluse, de toute évidence ici, on laisse
cicatriser à part et sans réunion aucune des parties.

Pour tout dire, plus d'un reproche a été adressé à la réunion imm
diate des plaies accidentelles et d'opération; ses adversaires se so
appuyés sur des arguments qui ne nous paraissent pas devoir co
stituer une sérieuse réfutation; à bien examiner ces objections, on
découvre le moyen de les amoindrir, parce que l'on peut remédier a
accidents attribués à tort à cette méthode. Ainsi, on a dit :

Une hémorrhagie artérielle ou veineuse peut survenir, s'infiltrer da
les gaines musculaires et déterminer plus tard des fusées purulente
Mais n'est-ce pas là un accident qui dépend du pansement? liez conv
nablement tous les vaisseaux, ne comprimez pas le moignon par u
bandage circulaire trop serré, laissez au besoin un des angles de
plaie libre, et vous ne serez pas obligé de détruire l'œuvre déjà con
mencée de la réunion pour parer à l'hémorrhagie; celle-ci ne se pr
duira même pas.

Il y a, dit-on ensuite, à craindre des fusées de pus; mais on pe
répondre : le tamponnement des plaies est-il donc moins innoce
que la présence de quelques fils dans l'intérieur des moignons? L
fusées sont le produit d'une inflammation trop vive et qu'on a lais
marcher : modérer celle-ci sera donc un moyen d'éviter l'abondanc
la suppuration, son séjour et son émigration au sein des chairs voisine
La suppression brusque d'une suppuration ancienne n'est pa

ajoute-t-on, chose indifférente chez un individu que l'on va opérer; or, la réunion immédiate conduit droit à cet inconvénient. Nous répondrons : cette accusation ressort d'une crainte exagérée et repose sur des preuves très-contestables. Ainsi, la présence de collections purulentes dans les viscères intérieurs après le pansement par première intention n'est pas une pyogénie supplémentaire, mais l'accompagnement dangereux d'une inflammation localisée dans le système veineux de la plaie. Or, la phlébite peut compliquer toutes les solutions de continuité un peu grandes et tous les modes de réunion, sans en excepter un seul ; elle ne saurait donc être, en bonne conscience, reprochée exclusivement à la réunion immédiate.

M. Sanson conclut de ces faits qu'une méthode mixte de réunion doit mériter la préférence, car elle pourrait se recommander fortement en présentant à la fois les avantages propres à la méthode adhésive et à la méthode suppurative, sans avoir la plupart de leurs graves inconvénients cités par les auteurs.

Répétons-le : étant connus le caractère de la réunion immédiate, les avantages qui lui sont attachés, la manière de remédier à quelques accidents qui sont encore plus à imputer à l'opérateur qu'à la méthode, on songera à y recourir toutes les fois que les plaies à lambeaux offriront toutes les qualités requises.

On conçoit ici qu'il ne soit pas nécessaire de placer en parallèle l'ancienne méthode, dite secondaire; ses indications s'établissent facilement, car elles ne sont rien autre chose que les contre-indications de la méthode opposée. Ainsi, les plaies à lambeaux contuses, compliquées, à bords et à surfaces irréguliers, à fond anfractueux, etc., sont dans des conditions telles que d'avance on prédirait sans peine le plus complet insuccès à quiconque s'obstinerait d'appliquer la réunion immédiate à leur traitement. Après ces généralités tracées sur la thérapeutique des lambeaux en chirurgie, arrivons à des détails plus spéciaux.

II. Par le mot réunion, nous avons entendu tout à la fois et les phénomènes de la cicatrisation des plaies, et les méthodes fondées sur eux. Ce sujet a été abordé dans les chapitres précédents ; nous passerons en ce moment à l'examen général des divers moyens ou procédés que le chirurgien met en œuvre pour arriver à la guérison des plaies des blessés ou des opérés.

Ces moyens consistent en des actions mécaniques ou vitales ; suivant l'état dans lequel se présente une solution de continuité, on en dispose soit isolément, soit simultanément, en les combinant entre eux.

Soit une plaie simple. On se propose la cicatrisation ; or, de quelle manière s'y prendra-t-on pour l'obtenir ? Plusieurs moyens plus ou moins puissants peuvent être employés.

La *situation*. On dépeint par ce mot la position générale du corps, et la position de la région blessée ou opérée, par rapport à celle des parties voisines. Les avantages qu'on trouve à bien placer le malade sont si importants que les chirurgiens ne manquent pas d'y insister ; ils sont de diverses espèces. En effet, la situation remplit plusieurs buts ; elle facilite le rapprochement ou l'éloignement, l'immobilité ou la mobilité des lèvres de la plaie ; la tension ou le relâchement des tissus intéressés, l'écoulement des fluides qui s'échappent des surfaces traumatiques, et la circulation de la partie ; or, c'est la région, la direction de la plaie, le choix entre les deux réunions par première et seconde intention qui décident le chirurgien à rechercher l'attitude la plus convenable et la mieux appropriée au résultat désiré. Un mémoire récent de M. le professeur Gerdy a fait ressortir l'influence que la pesanteur peut avoir en chirurgie, et l'on ne peut nier le rôle qu'elle joue en particulier dans le traitement des plaies. Donc on en tiendra compte. Nous ajouterons aussi à l'urgence de la situation celle du repos. Nous n'avons pas besoin d'y insister.

Les *agglutinatifs*. Employés seuls, ou comme auxiliaires, ils doivent être composés de manière à être souples, mous, susceptibles de rester adhérents, malgré l'humidité de la plaie et les mouvements de la partie, et à présenter une nature chimique tout à fait émolliente ; nos diachylons gommés, nos emplâtres de Vigo, nos bandes de linge en-

duites d'icthyocolle ne réunissent guère ces qualités ; mais ne les a-
t-on pas trop accusés en leur attribuant toujours les érysipèles surve-
nus durant le cours du traitement. Quoiqu'imparfaits du côté de leur
composition, on en fait cependant un usage assez heureux, et Paris les
a adoptés. Réellement on ne doit demander aux agglutinatifs que ce
qu'ils peuvent faire, c'est-à-dire d'attirer l'une vers l'autre les lèvres
de la plaie, pourvu que celle-ci soit superficielle ; car si elle était profonde, et si, malgré cette contre-indication, on tentait de réunir par
eux, les bords seraient cicatrisés avant le fond, et l'on comprend aisément les inconvénients attachés à cette réunion manquée. Découpés
en lanières plus ou moins étroites, on les applique sans efforts considérables, et perpendiculairement au sens suivant lequel les points des
lèvres de la plaie qu'ils sont destinés à maintenir en contact tendent
à s'écarter. Tantôt on distance les bandelettes agglutinatives en réservant entre elles des intervalles par lesquels doivent s'écouler les liquides de la solution de continuité ; tantôt on les imbrique les unes sur
les autres, de manière à en former un tout agglutinatif imperméable.

Autrefois on coulait sur les plaies une matière emplastique de manière à en couvrir totalement la surface et à l'abriter partout contre
le contact de l'air, réputé très-funeste ; ce pansement par occlusion,
dont parle M. Ph. Boyer dans sa thèse de concours (1842), est encore
mis en usage pour les mêmes raisons par M. Monnot ; ce dernier praticien se sert des bandelettes de diachylon disposées comme il vient
d'être dit ; de plus, il les recouvre encore elles-mêmes par un autre
pansement appelé externe par M. Chassaignac, lequel est composé
à son tour de linge, de charpie et de bandes. La cuirasse de diachylon reste à demeure pendant plusieurs jours sans être remplacée ;
le pansement externe seul se renouvelle, pour cause de propreté, sali
qu'il est ordinairement par le pus qui filtre entre les bandelettes. On
se contente donc de laver l'emplâtre et ses alentours avec de l'eau-
de-vie camphrée, et si la peau offre un peu de rougeur ou est tour-
mentée de démangeaison vive en dehors de l'emplâtre, on étend une
couche de cérat au delà même du point qui est le siége de la rougeur

et de la cuisson, et en agissant ainsi on fait cesser l'une et l'autre. C
pansement est bon à connaître et a un double avantage, car il me
d'abord la plaie à l'abri de l'air, et ensuite il en maintient les lèvre
rapprochées; seconde manière de favoriser la cicatrisation.

Les *bandages*. On les emploie pour deux raisons : comme auxi
liaires de la situation qu'ils servent à maintenir, ou comme agen
exclusifs de l'union de la plaie, à la façon des agglutinatifs; ils sor
plus utiles dans le premier cas que dans le second, surtout depuis qu
l'on connaît le moyen de les rendre inamovibles. Les bandages unis
sants des plaies en long et en travers qui ont été autrefois en faveu
sont presques oubliés en ce moment. Cependant, tout dernièremen
M. Baudens a tiré partie de l'action du bandage unissant en le modi
fiant et l'appliquant au pansement des plaies d'amputation ovalair
Est-ce là une amélioration, une méthode à suivre ? L'expérience déci
dera. Quoi qu'il en soit, c'est à voir. Voici ce qui est fait : au-dessu
du moignon on pose un bandage circulaire médiocrement serré, o
implante dans ce bandage deux fortes épingles, soit en avant, soit e
arrière, sur deux points diamétralement opposés, en laissant déborde
la pointe et la tête comme dans une suture entortillée; puis un gro
fil de coton est conduit de l'une à l'autre en 8 de chiffre. En passan
sur la plaie, la bande circulaire attire déjà les chairs au delà de l'os d
moignon qui doit être recouvert, et l'enroulement du fil achève de met
tre en contact exact les lèvres de la plaie. Celle ci n'est donc pas em
prisonnée, ni ses produits non plus, dans une coiffe épaisse, ainsi qu
cela a lieu dans les autres pansements; avantage assez précieux. En ré
sumé, on peut dire avec raison que ce bandage unissant remplit exacte
ment les conditions des sutures sèches des anciens ; c'est aussi au ban
dage circulaire, ajoutons-le, qu'on fixe les fils à la ligature des vais
seaux. Sur la garantie de M. Baudens, nous pouvons accepter ce mod
de pansement, sauf cependant la réserve et notre droit d'en référer
l'expérience. Nous pensons même que ce pansement peut convenir
toute espèce de lambeau quand la conformation de la région s'y prête

Les *sutures*. Ce sont des opérations qui consistent à traverser le

èvres d'une plaie avec des fils ou à y laisser séjourner des aiguilles
utour de l'extrémité desquelles on enlace un fil pour en maintenir les
ords en contact ; ce moyen, qui a été jugé très-différemment, selon
es époques, est aujourd'hui plus que jamais en faveur, principalement
lans l'école de Montpellier. On l'applique toutes les fois qu'on a affaire
 des parties épaisses, susceptibles d'être mises en mouvement ou de
e recoquiller sur elles-mêmes; toutes les fois aussi qu'on a besoin
l'obtenir une réunion prompte, afin d'éviter des épanchements dan-
;ereux de certaines matières en circulation dans les cavités des corps
nimés. Nous aurons occasion de revenir sur ces cas d'application
lans les lignes qui suivront. En un mot, les sutures sont les moyens
l'union les plus efficaces des plaies à lambeau ; elles sont supérieures
 tous les autres, puisqu'elles les remplacent quand ils sont insuffi-
ants. On les divise en plusieurs espèces, les sutures sèches et les su-
ures sanglantes ; les premières nous semblent devoir être rapportées
ux bandages unissants; quant aux secondes, elles sont continues (et
;elles-ci sont justement négligées) ou à points séparés ; celles-là se dis-
inguent en sutures à points passés, à points enchevillés ou entortillés;
lles sont à attelles, à gousset, etc.; leur choix est subordonné aux
circonstances en présence desquelles on se trouve ; la conformation
le la région, l'espèce et la disposition du lambeau fournissent des in-
lications pour préférer l'une à l'autre, comme aussi pour préférer
es sutures à la série des autres ressources qu'offre la chirurgie quand
l s'agit de réunion immédiate.

La suture n'est pas exempte de reproches, et quelle méthode en est
à l'abri? Nous dirons, ici comme ailleurs, que la faute en retombe
plutôt sur le chirurgien, qui tantôt se montre trop exigeant, tantôt ne
ait pas l'employer convenablement, tantôt enfin ne s'est pas assez bien
assuré de l'état de santé des parties laissées dans le lambeau. Ainsi on
ne doit pas s'étonner si l'on ne peut pas comprendre dans la suture
toute l'épaisseur des lambeaux, si des fils trop serrés sont une cause
l'irritation et coupent les chairs; si des os malades, enfin, s'opposent
à la cicatrisation, etc.

M. le professeur Blandin remarquant que, le lendemain ou le sur-
lendemain d'une amputation, il s'épanche entre les lèvres de la plaie
réunie par première intention, une collection de fluide séro-sangui-
nolent capable de causer de la douleur et une irritation suppurative, si l'art ne vient pas de suite au secours du malade, n'oublie jamais
de lever une des bandelettes agglutinatives appliquées la veille, ou
de couper un des points de suture, puis d'enfoncer une pince à pansement, dont il écarte les branches afin d'évacuer tout le liquide:
ceci fait, ce chirurgien replace la bandelette, et souvent nous avons
vu la réunion immédiate assurée par cette simple précaution dont l'importance a été constatée par la clinique.

Indépendamment des moyens de coaptation et de contention que
nous venons de citer, il en est un bien ancien que M. Furnari vient de
retrouver en Algérie en grand usage pour la guérison du bec-de-cha-
meau, comme disent les Arabes (notre bec-de-lièvre). Les deux portions de la lèvre, une fois avivées sur leurs bords correspondants,
sont dans les conditions de deux lambeaux; elles sont maintenues en
contact au moyen de têtes d'insectes, à la place des fils de ligature:
l'insecte choisi est le scarite pyracmon (coléoptère). Autrefois, au rapport d'Albucasis, on employait la fourmi à grosse tête (hyménoptère)
quand il s'agissait spécialement de la réunion des plaies intestinales.
La tête de ces insectes est armée de deux mandibules cornées, cro-
chues à la pointe et solides; on applique un de ces animaux vivants,
la bouche ouverte sur les deux lèvres de la plaie rapprochée, et
quand il a mordu et refermé la bouche, on lui coupe la tête, laquelle
tient ferme et ne lâche plus prise; le tout forme une anse incom-
plète, une sorte de crampon ou d'agrafe en matière animale dont
les deux extrémités sont enfermées dans les chairs, et le milieu reste
à l'extérieur. M. Furnari a eu l'idée de construire un instrument sur
ce modèle. M. Malgaigne avait déjà réalisé cet instrument naturel dans
l'invention de ses griffes de fer, destinées à réunir les fragments de la
rotule; ce dernier auteur pense que le scarite pyracmon, ou l'instrument
qui le remplacerait, servirait utilement à la suture des lambeaux auto-

plastiques et à la plupart des organoraphies , telles que celles du voile
du palais , de la paroi vésico-recto-vaginale, etc. En effet, dans le premier cas, surtout si le lambeau était étroit, on diminuerait les chances
de mortification. Je conçois les mêmes espérances que lui : aussi
serait-ce à essayer ; il y va de la conservation des lambeaux qui, en autoplastie, est , pour ainsi dire, le but unique qu'on doit rechercher.

Les moyens mécaniques précédents ont surtout rapport à l'écartement
des bords de la plaie. Il en est d'autres nommées *hémostatiques,* qui pré-
viennent ou suspendent provisoirement ou définitivement l'écoulement
du sang. Nous les omettrons avec intention , parce que d'abord ils
sont très-connus, et qu'ensuite nous ne croyons pas devoir les dé-
velopper ici. Parmi les principaux phénomènes des lambeaux accidentels ou d'opération, on doit encore compter avec la douleur et l'inflammation traumatique : de là , de nouvelles indications, et l'emploi
de moyens d'un autre ordre, tels sont :

L'*éthérisation.* L'inspiration des vapeurs éthérées , conseillée dans
ces derniers temps , se pratique avant les opérations ; elle a pour but
de diminuer, de supprimer même les douleurs qui résultent de l'incision des chairs et du sciage des os. Aujourd'hui les malades demandent
presque tous à s'y soumettre, et chacun sait avec quelle joie ils s'en
félicitent. L'éther ne réussit pas seulement à rendre les malades insen-
sibles au moment où l'on pratique sur eux les plus graves opérations ,
il a encore pour effet d'amoindrir d'une manière notable la réaction
inflammatoire, condition très-favorable à la conservation des lambeaux en particulier ; cependant, deux chirurgiens ont été portés
à reprocher à l'éthérisation quelques inconvénients. D'un côté, M. le
professeur Blandin, dans un cas de rhinoplastie, vit le lambeau
se gangrener en partie, et le malade avait respiré longtemps les
vapeurs d'éther ; était-ce la faute du procédé opératoire qui a été
adopté par lui ? était-ce un effet de l'éther sur les qualités du
sang ? Le chirurgien de l'Hôtel-Dieu fait remarquer que les opérations
autoplastiques sont délicates et longues à terminer, que le malade est
entré presque dans la période de l'asphyxie sous l'influence de l'éther,

et il est plus que tenté d'attribuer cet insuccès, exceptionnel dans sa pratique, à l'éthérisation ; d'un autre côté, il a semblé à M. Lenoir que, chez les opérés soumis à l'éther, la surface du moignon exsudait en plus grande abondance et était moins disposée à se réunir par première intention ; il attribue ce résultat à la fluidité du sang des éthérisés, et conclut à préférer la réunion mixte, selon la manière de faire de Boyer et de Dupuytren. N'est-il pas possible de remédier à ces accidents ? Nous le croyons, car aujourd'hui il n'est pas nécessaire de pousser très-loin l'éthérisation, ni d'employer sans discontinuer les vapeurs pures d'éther ; ensuite, en évacuant le fluide exsudé dans le moignon à mesure qu'il se forme, on permet à la plaie de se cicatriser avec plus de sécurité.

Les *antispasmodiques*. L'inhalation éthérée employée avant les opérations est une merveille de la chirurgie du 19e siècle : son prix est vraiment au dessus de tout éloge ; à l'avantage énorme de tranquilliser le moral du malade, de lui ôter toute appréhension de l'opération et des souffrances qui l'accompagnent, d'exciter le désir d'être opéré dans un temps plus opportun, enfin, de permettre au chirurgien de préférer le *tuto*, au *cito*, se joint encore celui de supprimer, pour ainsi dire, l'usage de tous les antispasmodiques et calmants qu'on était dans l'habitude d'administrer après les opérations, pour prévenir l'agitation et les accidents nerveux, si nuisibles à la réunion, soit parce que les mouvements désordonnés auxquels le malade se livre dérangent les pièces d'appareil, soit parce que la plaie en ressent une irritation plus vive et menace de suppurer.

Les *antiphlogistiques*. De même, on devra faire une distinction entre les lambeaux accidentels et les lambeaux d'opération. Pour les premiers, la formule des saignées, selon la méthode de Lisfranc, est très-applicable : saignées spoliatives ou larges au début de la réaction inflammatoire ; saignées dérivatives ou petites, quand elle est déjà un peu moins vive ; celles-ci sont aussi une manière d'activer l'absorption dans les tissus lésés Pour les seconds, les antiphlogistiques sont moins utiles, aujourd'hui surtout qu'on fait, au préalable, agir l'éther sur les malades, l'inflammation traumatique diminuant sensiblement sous son influence. Du reste, c'est au chirurgien qu'il appartient de juger le degré d'excitation qui est en deçà ou au delà des limites de l'inflammation convenable.

Les *émollients*. On y a recours toutes les fois qu'il y a excès d'inflammation ; on les emploie sous forme de cataplasme ou de fomentations.

Les *irrigations*. Elles ont été mises souvent en usage et avec le plus grand succès, et principalement dans les plaies à lambeaux les plus graves, les plus compliquées ; on les administre à chaud ou à froid, mais le plus ordinairement à froid ; on est parvenu à conjurer les accidents inflammatoires les plus formidables à l'aide de leur emploi continu.

Les *toniques*. Il est assez rare de voir des inflammations traumatiques au-dessous du degré suffisant ; mais, quand cela arrive, il importe d'en rechercher la cause, afin de bien choisir les excitants locaux et généraux selon la convenance des cas.

La *chaleur*. M. J. Guyot a eu l'idée de soumettre les plaies, quelles qu'elles soient, à une température continue, uniforme et constante de $30° + 0$ cent. et même au-dessus, avec ou sans pansement ; à cet effet il a construit un appareil nommé *incubateur*, et il a toujours observé que la guérison était plus hâtive. M. le professeur Blandin a cependant vu quelquefois la gangrène se montrer à la surface traumatique et contrarier la réunion. A quoi attribuer cet accident, est-ce au degré de chaleur, est-ce à l'état de stupeur de la plaie ? La première supposition n'est pas admissible ; car, dans la très-grande majorité des cas, la chaleur d'incubation a été manifestement utile ; la seconde raison est déjà plus probable. Ne serait-ce pas aussi au contact du gaz acide carbonique renfermé dans l'appareil que l'asphyxie locale des moignons serait due ? La combustion de l'alcool aux dépens de l'oxygène de l'air en circulation autour de la plaie, expliquerait la présence de ce gaz carbonique, et le résultat se comprendrait par la connaissance des qualités de ce dernier fluide.

Les vapeurs de certaines huiles essentielles n'auraient-elles pas aussi une certaine action ? Il serait important, je crois, de faire plusieurs expériences sur les animaux vivants pour savoir s'il n'y aurait pas de gaz agglutinatifs, comme autrefois on recherchait des *médicaments agglutinatifs,* c'est-à-dire des gaz qui, par leurs propriétés topiques, pourraient diminuer la réaction inflammatoire et la maintenir au degré adhésif? Nous aurons occasion de publier plus tard le résultat des nos observations à ce sujet.

Le *régime.* On le conduit différemment suivant l'état de la plaie. Lisfranc avait pour principe d'exiger toujours chez les blessés et chez les opérés une diète absolue tant qu'il n'y avait pas de suppuration : mais dès que, malgré tout, la suppuration était établie et devenait abondante, il ordonnait une alimentation légère, car il craignait la résorption, par suite du défaut de nourriture. En agir ainsi était faire preuve de médecine physiologique.

Nous n'entrerons pas dans le détail du traitement des complications internes et externes des plaies à lambeaux, nous serions entraîné trop loin; nous n'indiquerons pas non plus les soins minutieux et bien connus du pansement. Il nous suffit d'avoir donné une énumération des principaux moyens que la chirurgie a toujours à sa disposition, afin de répondre à toutes les éventualités; nous allons maintenant préciser les cas où la conservation des lambeaux réclame l'application de l'un d'eux.

III. La conservation des lambeaux d'opération comprend deux choses bien distinctes : d'une part, les règles suivant lesquelles le chirurgien doit procéder à la formation de ces lambeaux, les parties qu'il doit faire entrer dans leur composition, la forme, l'étendue qu'il doit donner aux incisions, et de l'autre, tous les moyens ou procédés synthétiques de coaptation et de contention, destinés à mettre à profit la faculté d'agglutination des tissus. Les détails dans lesquels nous sommes entré à propos de chaque espèce de lambeaux ne nous laisseront que peu à dire sous le premier point de vue; nous étudierons surtout le second dans leur application aux différentes espèces de lambeaux, suivant notre ordre habituel.

1° *Lambeaux autoplastiques.*

Ceux-ci, employés à restaurer les parties mutilées de l'organisme, sont formés sur la foi que nous avons de leur pouvoir de se greffer quand on les transporte d'une région à une autre sur le même individu; mais les moyens de réunion et de conservation varient beaucoup, suivant qu'on emprunte le lambeau aux parties voisines ou à des parties éloignées.

Quand on pratique l'autoplastie à distance, le lambeau emprunté au bras, à l'avant-bras et même à la paume de la main du même individu, est rarement tout à fait détaché; presque toujours on le laisse adhérer par un côté à la région dont on le tire et suppurer même en place, afin que l'on soit sûr de sa vitalité; une fois en suppuration, il gagne en épaisseur, mais en se rétrécissant, point qu'il est bon de calculer. Dans un autre temps, on coupe le pédicule. Ainsi faisait Tagliacozi (méthode italienne); Graeffe s'y prenait un peu différemment: il soulève le lambeau cutané sous forme de pont, le laisse adhérer par ses deux extrémités comme s'il s'agissait d'un séton, et puis il sépare un des chefs du lambeau, fait la coaptation, et enfin termine par la suture de l'autre chef (méthode allemande). Ainsi qu'on peut le remarquer dans l'autoplastie à distance, la réunion est tantôt immédiate, tantôt secondaire; cette dernière est même généralement préférée, parce que le lambeau brachial ne présente pas des garanties ni des ressources de vie très-solides: aussi, avant même de l'attaquer par les instruments, cherche-t-on à l'animer de diverses manières. On appelle le sang dans son épaisseur au moyen de la percussion (mode indienne), ou bien on le frictionne avec des matières excitantes telles que l'huile éthérée, etc.; et, il faut l'avouer, ces précautions ne rassurent pas toujours le chirurgien; de plus, il est souvent difficile que le malade ne se fatigue pas de la position gênée et permanente dans laquelle

le bras est maintenu : aussi M. le professeur Blandin recommande-t-i
de ne recourir à la méthode italienne que lorsque la face est coutu-
rée de cicatrices, à la suite de brûlures, par exemple ; ainsi, c'est au
défaut d'un bon lambeau frontal que, dans une semblable circonstance, ce chirurgien, en 1843, a pratiqué avec succès une rhinoplastie
selon la méthode italienne, méthode qui, en effet, ne s'applique guère
qu'à la restauration du nez.

Indiquerai-je maintenant toutes les méthodes et les procédés de
l'autoplastie au voisinage ; la méthode de Celse perfectionnée dans ses
détails par Chopart, Roux de Saint-Maximin, Lisfranc et Alliot, avec
la dissection, l'allongement et le glissement jusqu'au point de contact
d'une ou des deux lèvres de la plaie, avec ou sans incisions latérales
qu'on ajoute pour faire prêter davantage au rapprochement des bords
de manière à obtenir des cicatrices linéaires, avec incisions nouvelles
plus ou moins nombreuses qui se confondent avec la plaie ou qui son
pratiquées à distance de celles-ci ? Indiquerai-je la méthode indienne
dans laquelle il existe toujours un lambeau plus ou moins large e
proche de la surface à réparer, lambeau qui est porté en haut ou en
bas, à droite ou à gauche, tordu sur sa base plus ou moins complète-
ment, suivant le degré de rotation qu'on lui imprime, enfin, attiré e
poussé vers la solution de continuité ancienne ? Parlerai-je de tous les
procédés et perfectionnements de cette méthode, modifiés par MM. Lis
franc, Lallemand, Dieffenbach et Blandin, quant au sort du pédicule ?
De tous les procédés autoplastiques, la méthode indienne, seule, mé
rite qu'on s'y arrête quelques instants, non pas que les moyens de
réunion ne soient pas les mêmes et qu'on emploie indifféremmen
toutes les méthodes de suture, et surtout la suture à points séparés
mais c'est que cette méthode indienne, entraînant presque inévitablement la section plus ou moins prononcée du pédicule, réclame
par conséquent une opération secondaire.

Dans quelques cas cependant, on évite à la fois la torsion et la section
par la direction de la coupe ; mais toutes les fois qu'il y a torsion
quelle conduite doit tenir le chirurgien ? Doit-il couper le pédicule

pour obvier à la déformation, conséquence la plus fréquente de cette torsion, ou chercher à éviter cette section en façonnant cette partie, ainsi que le pratique M. Blandin ? On peut dire que la section du pédicule est à peu près abandonnée par crainte de la mortification ultérieure. De là, plusieurs modes opératoires que les chirurgiens ont dû varier à l'infini, suivant la région et le but proposé, modifications spéciales qu'on a désignées sous les noms de roulement du lambeau (MM. Jameson et Velpeau), d'enfoncement de la peau (M. Gerdy), de dédoublement d'une partie (MM. Blandin et Roux), de soulèvement (M. Velpeau), de dédoublement et d'inversion (Delpech et Dieffenbach).

Parlerai-je, enfin, d'une méthode mixte entre l'autoplastie à distance et l'autoplastie au voisinage, que M. le professeur Roux a mise en usage, à savoir l'émigration successive du même lambeau ? Mais je renvoie à l'excellente thèse de concours de mon célèbre maître, M. le professeur Blandin, dans laquelle la caractéristique de ces divers procédés et la relation des observations où ceux-ci ont trouvé leur emploi sont consignées. Ce qui m'importait de faire en ce point de ma thèse, c'était de signaler les généralités du traitement des lambeaux qui résultent des opérations autoplastiques, comme nous venons de le faire.

Ainsi, si l'on veut réunir par seconde intention, pratique d'ailleurs peu ordinaire, on a soin alors d'interposer un corps étranger entre le lambeau laissé adhérent par une de ses extrémités et les parties sous-jacentes.

Dès que la surface saignante se recouvre de granulations ou de bourgeons charnus et qu'elle fournit un pus louable, on se met en devoir de la greffer en lieu utile ; si, au contraire, l'on réunit immédiatement, le lambeau est rattaché à la place que le chirurgien peut lui donner aussitôt qu'il est disséqué ; on l'y maintient alors tantôt à l'aide d'un appareil légèrement compressif, composé de bandelettes agglutinatives, de compresses graduées et de bandes, et disposé de façon à remplir le but de la réunion immédiate, tantôt à l'aide de points de suture.

Les sutures entortillée et entrecoupée sont le plus souvent choisies en autoplastie.

Ici les aiguilles fines, dites à insectes, les aiguilles ordinaires, ou même les têtes de certains insectes (hyménoptères ou coléoptères) suivant la mode des Arabes, peuvent être employées ; on les pose en petit nombre pour les retirer trois ou quatre jours après, et l'on a dû avoir grand soin de ne pas trop serrer les fils, afin de ne pas déchirer les lambeaux avant ce temps ; on combine aussi la suture avec les autres moyens unissants. Ainsi la blépharoplastie réclame moins la suture que la rhinoplastie ; d'autre part, la cheiloplastie exige presque toujours non-seulement la suture, mais encore la compression, car l'on a presque toujours à lutter contre des muscles.

Certaines opérations préliminaires sont recommandées pour faciliter la réunion de ces lambeaux : ainsi on a pratiqué des arrachements de dents, des résections, des incisions latérales à la manière de Celse, des ablations de tissu cicatriciel, en avivant ; quand on a bien arrêté son plan, son dessin, on doit disséquer avec précaution et sans léser de grosses veines superficielles, ni des plexus nerveux, ni des conduits excréteurs, et l'on tâche de finir l'opération en une seule séance autant que possible ; quant à l'avivement de la partie à réparer, il s'effectue avec le bistouri le plus ordinairement, ou bien encore avec les caustiques (nitrate d'argent, teinture de cantharides), et on le fait suivre ou précéder la dissection du lambeau voisin ou éloigné, suivant les régions où l'on opère. On doit, en général, commencer toujours par le côté où le sang, en s'écoulant, ne peut gêner le chirurgien dans la fin de son œuvre opératoire.

Il nous reste quelques mots à dire d'une circonstance particulière de quelques opérations autoplastiques ; nous voulons parler de l'autoplastie appliquée au traitement des fistules des conduits sécréteurs. Si l'on emploie l'autoplastie ordinaire sans détourner le fluide excrété, le lambeau, agissant comme un opercule, ne fait souvent que transformer une fistule complète en une fistule borgne interne, et il est douteux qu'on obtienne une guérison radicale, car le fluide excrété,

tendant à s'extravaser au niveau de la restauration autoplastique, réta-
blira la fistule comme elle était auparavant, et très-certainement il en
est ainsi quand le fluide excrété est, par sa nature, capable de mortifier les tissus sanglants, comme l'est l'urine. C'est ce qui rend si difficile la réussite de ce qu'on appelle l'uréthroplastie. Sans doute il y a
des exceptions, et je pourrais citer quelques exemples de fistules de ce
genre guéries par l'application d'un lambeau.

Delpech et Dieffenbach n'ont-ils pas réussi de leur côté à refaire le
canal et le sac lacrymal au moyen de l'autoplastie ? Il est probable
qu'on aurait le même avantage si on appliquait cette opération aux
fistules du canal de Stenon. Nichet est parvenu aussi à combler une
perforation traumatique existant au-dessous de la langue à la parois inférieure de la bouche. Cette perforation peut être assimilée aux fistules, puisque la cavité buccale sert de réservoir et de passage à la
salive et aux ingesta; et l'opérateur dut son succès uniquement à la
sage précaution qu'il avait prise de mettre son malade à la diète et
dans le décubitus horizontal.

Mais est-il de plus bel exemple de l'importance de dévier le cours
des fluides secrétés dans les canaux excréteurs qu'on restaure, que
celui rapporté par M. Ségalas, dans ce cas particulier où la paroi inférieure de l'urètre manquait presque depuis le gland jusqu'au scro-
tum ? Il existait en outre, disons-le, une fistule périnéale : celle-ci,
préalablement dilatée, reçut une sonde-siphon, et par elle fut assuré
le cours de l'urine; une bougie fut ensuite engagée dans le trajet de l'u-
rèthre par le méat urinaire et ressortait par la fistule périnéale. Ces choses
faites, M. Ségalas commença par pratiquer l'opération du phymosis
du côté dorsal de la verge, et s'occupa ensuite de fermer l'urèthre; à
cet effet, un emprunt fut pris au prépuce, fut soutenu par la suture et par un appareil de compression extérieure, ce qui réussit très-
bien. Plus tard, la cicatrice de la fistule périnéale était également
obtenue à l'aide de quelques cautérisations et de l'introduction d'une
sonde parcourant cette fois toute la longueur du canal de l'urèthre.

« Ce résultat, si satisfaisant, s'explique pour moi, dit l'auteur de

cette uréthroplastie, dans sa lettre à M. Dieffenbach, par le soin q
j'ai eu de garantir la plaie de tout contact avec l'urine, en détourna
celle-ci de son cours naturel, à l'aide de la sonde placée au périn
Les difficultés éprouvées par M. Ast. Cooper dans les opérations te
dant au même but, celles que vous-mêmes déclarez avoir subies da
vos différentes uréthroplasties, sont autant de faits qui viennent
l'appui de mon opinion : aussi suis-je bien résolu de n'essayer déso
mais d'autoplastie à la paroi antérieure de l'urèthre qu'après avo
pris la précaution d'ouvrir aux urines, dans la région profonde, ur
voie par laquelle elles puissent sortir sans approcher du siége c
l'opération projetée. « M. Frank irait presque jusqu'à substituer
ponction hypogastrique à la ponction périnéale. » Il faut oser de
même manière et autant que M. Ségalas.

Cette création d'une contre-ouverture périnéale nous paraît ur
idée bonne et heureuse; elle était déjà venue à l'esprit de M. Die
fenbach, mais elle n'avait pas été mise à exécution. Aujourd'hui l'ex
périence a prononcé et doit encourager les jeunes chirurgiens.

2° *Lambeaux d'amputations, de résections et autres lambeaux divers*

Nous avons bien peu de chose à ajouter à ce qui précède; ic
comme pour l'autoplastie, la réunion est le premier but et le pre
mier désir du chirurgien. Il est bien rare de nos jours que l'on n
cherche pas à obtenir la réunion immédiate, au moins dans tous le
cas où cette réunion est possible, et où l'on peut y arriver sar
exercer de trop grandes tractions sur les lambeaux, et sans créer au
dessous des lambeaux des foyers de suppuration. Les bandelettes af
glutinatives, les sutures de toute espèce sont employées, dans ces d
vers cas, suivant les indications.

Disons cependant que des portions de membran s séreuses et sync
viales peuvent être comprises dans la formation du lambeau, et, e
s'y comportant d'une certaine façon, amener des difficultés à s
réunion. En effet, comme l'observe M. le docteur Gelez (*Histoi*

des membranes séreuses, 1845), de deux choses l'une : ou bien l'inflammation s'en empare, un produit pseudomembraneux se constitue sur son côté libre et devient un moyen d'adhérence entre les divers points où elle existe, et plus tard on ne trouve plus à la place que du tissu cellulo-fibreux ; ou bien la membrane kysteuse résistant à la phlegmasie traumatique n'éprouve point les changements dont nous venons de parler, et continue à sécréter comme si elle était complète ; dans ce cas, on a vu des fistules synoviales aboutissant à la cicatrice du moignon s'y révéler par l'écoulement du produit excrété et durer encore longtemps malgré des soins bien dirigés.

Et quand au centre du moignon se rencontre un cartilage diarthrodial comme après les désarticulations, que doit-on augurer de la présence de cette pièce cartilagineuse devenue une surface du moignon ? Pour les auteurs qui considèrent ce cartilage comme une partie inerte, il doit se détacher et former un obstacle à la réunion immédiate. Mieux renseignés et moins timorés, d'autres chirurgiens, sans redouter cet événement, presque toujours chimérique, n'ont pas craint de réunir par première intention, et nulle parcelle du cartilage ne s'est opposée à la cicatrisation des lambeaux. Selon le même auteur, on explique ainsi ce fait : Le cartilage articulaire est une partie réellement vivante ; situé entre le feuillet chondral de la membrane synoviale qui le recouvre, et la lame osseuse voisine sous-posée, il ne tarde pas à s'atrophier et à disparaître par résorption interstitielle, comme les corps qui n'ont plus de raison de fonctionnalité et par conséquent d'existence. La synoviale chondrale, en se transformant et s'appliquant ensuite immédiatement à l'os après la disparition du cartilage, lui sert alors d'un véritable périoste.

Quant à cet autre état de l'os sous-articulaire, qu'on a appelé éburnation, on ne le rencontre pas dans cette circonstance.

Par cet exemple, on comprend de quelle importance est la connaissance des divers tissus qui forment les lambeaux d'amputation, puisque par elle on devine facilement l'issue du traitement de la plaie ; d'ailleurs on vient assez aisément à bout des fistules synoviales à l'aide des injections cautérisantes et d'une légère compression, et le moignon est dès lors définitivement fermé.

3° *Lambeaux accidentels.*

Nous avons vu, plus haut, quelle variété peuvent offrir les lambeaux accidentels sous le rapport de leur forme, de leur étendue, de leur disposition, de leur vitalité, etc.

Il nous reste à poser ici les principes généraux qui doivent présider à leur conservation.

Comme pour toutes les espèces de lambeaux, la réunion immédiate constitue, au moins dans les cas où elle est possible, la première indication simple et presque toujours sans difficulté sérieuse dans les lambeaux produits par des instruments tranchants elle se complique et réclame souvent, de la part du chirurgien beaucoup d'attention et de prudence dans les lambeaux produits par des instruments contondants, par des arrachements ou des plaies d'armes à feu. En général, dans les lambeaux des plaies par instruments tranchants, il suffit de réappliquer le lambeau sur les parties avec lesquelles il était primitivement en contact, et de le maintenir dans ce point par quelques bandelettes ou quelques points de suture entrecoupée pour voir s'opérer dans un temps très-court la réunion. Les précautions ici seront peu nombreuses et indiquées par le simple bon sens. Lier les vaisseaux qui peuvent fournir une hémorrhagie inquiétante; laver, au besoin, les parties pour les débarrasser de tous les corps étrangers qui pourraient se rencontrer entre les lèvres de la plaie; maintenir dans de justes limites l'inflammation agglutinative qui va avoir lieu, et s'opposer à la stase du sang, tels sont les préceptes généraux.

Ils peuvent présenter, cependant, encore ici des circonstances particulières qui méritent de nous arrêter. Le lambeau peut avoir éprouvé une perte de substance, de sorte qu'il ne comble plus le vide occasionné par la plaie; il peut être disposé de manière que l'application et la coaptation soient très-difficiles.

Dans le premier cas, on s'exposerait, si l'on pratiquait des tractions trop vives sur le lambeau, à y susciter une violente inflammation et peut-être même la gangrène. Aussi pensons-nous que lorsque le vide qui restera après l'application du lambeau sera très-étendu, et qu'on ne pourra espérer le voir combler par la rétraction des bords de la plaie, on sera autorisé à décoller la peau des parties voisines dans un espace convenable, de manière à amener les parties au contact et à la réunion par première intention. Les lambeaux avec pertede substance laissent trop souvent des plaies intarissables, et nous croyons que, par le procédé que nous signalons, on se mettra à l'abrides dangers consécutifs qu'ils entraînent après eux.

Relativement au deuxième cas, la direction des lambeaux joue un grand rôle dans la plus ou moins grande facilité à la coaptation. A-t-il sa base tournée en haut, son propre poids le force à se réappliquer de lui-même; au contraire, le lambeau a-t-il sa base regardant en bas, son sommet détaché tend à revenir sur lui-même et laisse à découvert une grande surface de la plaie; des os peuvent être alors exposés au contact direct de l'air, du sang s'accumuler dans l'intervalle; il faut, cependant, tenir ce lambeau en place et prévenir sa rétraction : pour cela, on devra, sans trop de traction, réunir le sommet du lambeau au moyen de la suture, et soutenir sa partie moyenne à l'aide de bande-lettes agglutinatives et d'une compression méthodique, douce et uni-forme. De cette façon, on évite des complications de la plaie, et le lam-beau ne risque pas de subir les conséquences d'une suppuration longue et abondante. Le professeur Sanson (thèse de concours de 1834) dit : Quelques chirurgiens craignent que du pus ne se forme en collection sous le lambeau, arrêté qu'il sera par la base de celui-ci, qui est située à sa partie inférieure; selon leur avis, il ne convient pas de réunir exactement, ou bien par précaution il faut pratiquer d'avance une contre-ouverture à cette base même du lambeau. Jean-Louis Petit

agissait ainsi en particulier. Sanson répond : Le meilleur moyen d'éviter l'accumulation et la fusée du pus, c'est d'empêcher sa formation;
or, la réunion immédiate en offre la possibilité, et puis quand bien
même il paraîtrait, pendant cette réunion, un petit abcès sous le lambeau, n'est il pas toujours temps de se prémunir, est-il long d'en
reconnaître la fluctuation, et d'ouvrir une issue au liquide amassé?

Ce n'est pas tout : les lambeaux produits par des instruments tranchants ne comprennent pas toujours que des parties aponévrotiques
musculaires et cutanées; des portions d'os, des portions d'organes intérieurs peuvent avoir été détachées du même coup : ainsi, dans une
observation fort intéressante, rapportée par M. Amédée Roux, il s'agit
d'une plaie de l'abdomen largement pénétrante et compliquée d'une
lésion du foie, produite par le même instrument, l'une des lèvres de
la plaie était disposée en lambeaux; elle s'étendait en demi-cercle depuis la partie postérieure supérieure latérale du dos, longeait le bord
de la dernière fausse côte droite, et venait finir sur la face latérale du
ventre : le sang coulait à flot des vaisseaux hépatiques, l'hémorrhagie
menaçait d'être promptement mortelle. Il n'y avait pas de ligature possible; il ne restait qu'une seule ressource, celle de se servir du lambeau lui-même, en manière d'obturateur; la réunion fut pratiquée à
l'instant même pour empêcher l'écoulement du sang, l'introduction
de l'air, les accidents inflammatoires du péritoine, et enfin, pour obtenir une cicatrisation des bords de la plaie, on appliqua quatre points
de suture, et on superposa trois couches de bandelettes agglutinatives
les unes sur les autres, et longues d'un mètre, et l'on fit usage des
réfrigérants à l'extérieur et à l'intérieur, et l'immobilité fut recommandée. Il y eut, comme on le comprend bien, les signes d'un épanchement
sanguin et probablement aussi bilieux dans l'abdomen, et un commencement de péritonite; quand on s'aperçut du trop-plein du ventre et du
suintement irrésistible du sang à travers les pièces du pansement, on
eut l'idée d'écarter les bandelettes des coins de la plaie : alors le suintement sanguinolent continua plus facile et graduel sans être trop
considérable; sous l'influence de cette précaution, les symptômes in

quiétants de la veille (troisième jour de l'accident), s'amendèrent, la respiration devint plus libre, le pouls plus régulier, le hoquet disparut, ainsi que les borborygmes ; les douleurs de l'épaule et du ventre furent moins intenses ; cette dernière partie vidée de son contenu reprit plus de souplesse, un peu de sommeil fut obtenu ; le mieux persévéra ; quelques purgations et une légère alimentation furent la fin du traitement ; au trentième jour, la cure était radicale, les forces étaient complétement revenues.

La conduite tenue par M. Amédée Roux, évidemment, est la seule rationnelle, et la présence d'un lambeau d'organe, même lorsqu'il est entièrement détaché, ne doit pas s'opposer à la réunion immédiate ; il en est de même dans le cas de séparation complète d'un fragment d'os emporté dans l'épaisseur du lambeau, et compliqué en même temps de l'ouverture d'une cavité viscérale, telle que le crâne par exemple. Sans doute, c'est là une espèce de plaie très-sérieuse, mais elle n'est pas au-dessus des ressources de la réunion immédiate. M. Larrey en a donné des preuves. Toutefois, pour conserver la pièce osseuse, il faut une condition essentielle, à savoir, l'adhésion de cette pièce au périoste ; la soudure peut alors s'établir, la blessure étant très-récente, comme on l'a observé quelquefois (A. Paré, Leaulté, Platner). Cependant, il faut bien le reconnaître, on est loin d'être toujours aussi heureux, car M. Guépratte (*Journal de chirurgie* de M. Malgaigne) a conclu, d'un relevé de pareilles tentatives, au doute sur la possibilité de conserver toujours le fragment osseux ; celui-ci n'est pas, selon lui, assez nourri pour continuer à vivre, il ne tarde pas à se mortifier et à se comporter comme un corps étranger ; par conséquent on ne saurait donc donner une entière confiance à cette hasardeuse réunion ; l'os nuit le plus souvent, l'on perd un temps précieux et l'on manque la réunion immédiate à cause de la nécessité où l'on se trouve d'extraire le séquestre ; ces conséquences, si elles étaient toujours inévitables, seraient donc trop fâcheuses pour qu'on s'y exposât de nouveau. Toutefois, cette décision de M. Guépratte paraîtra-t-elle trop rigoureuse à là plupart des praticiens, et faudra-t-il recueillir de nouvelles observations pour savoir définitivement à quoi l'on doit s'en tenir, quand des portions d'os sont comprises dans l'épaisseur des lambeaux ?

M. Guépratte pense encore que toutes les fois qu'il y a lésion du cerveau, il importe de s'abstenir de réappliquer exactement le lambeau et la pièce d'os qu'il renferme, de peur de fermer hermétiquement l'issue aux liquides sanguins ou purulents qui sans cela pourraient déterminer des accidents de compression cérébrale, car, si on réunissait, il faudrait remédier à cette compression et par conséquent rétablir l'état de choses primitif.

Quand le lambeau contient des pièces cartilagineuses, telles que des morceaux de nez, d'oreille, de larynx, au lieu de fragments d'os, les inconvénients de la réunion sont bien moindres et l'on est presque toujours sûr du succès de la réunion ; celle-ci exige le plus souvent la suture avec ou sans le secours des agglutinatifs et des bandages unissants, parce qu'à la face on rencontre des conditions anatomiques contre lesquelles il faut lutter : le peu d'épaisseur des bords de la plaie qui les rend difficiles à affronter et à fixer solidement, leur facilité à se déplacer et la rétractilité dont ils jouissent ; enfin, à la région antérieure du cou, il y a une autre disposition qui réclame aussi la suture, c'est la tendance que présentent les lèvres de la plaie à se renverser en dedans, à s'enrouler de manière à se correspondre par leur surface épidermique. M. Chastan a même passé un fil dans les cartilages ossifiés du larynx et a réussi ; ce succès a, sans doute, donné à M. Flaubert, je crois, l'idée de la suture des fragments de os dans les cas de fracture. Ajoutons cependant que, dans le cas de plaies du larynx à lambeaux multiples, il peut y avoir de grands inconvénients à réappliquer les fragments cartilagineux et qu'il peut en résulter alors une cicatrice irrégulière qui rétrécit le champ de la respiration au point de nécessiter ensuite la trachéotomie.

Si la trachée a été intéressée dans tout son calibre, les deux bouts de ce tube cartilagineux se retirant de chaque côté, les parties molles du lambeau sont attirées par le mouvement d'inspiration, font obstacle à l'entrée de l'air et ajoutent à la dyspnée déjà causée par l'afflux du sang : il y a urgence ici de rétablir la continuité du tube laryngien plus encore que celle du lambeau ; on attend que le sang soit arrêté, on se sert de fils pour rapprocher les deux bouts du conduit, et ensuite on affronte la plaie extérieure. Il est bon ici de mettre à profit la position : on fléchit au degré convenable la tête sur la poitrine et on la tient immobile afin que la solution de continuité n'éprouve pas de tiraillement ; ainsi l'on se conduit quand on a affaire à des lambeaux composés de tissus hétérogènes et dans les régions que nous venons de désigner.

En général, plus un lambeau présente une large base et renferme dans son intérieur une plus grande quantité de parties vasculaires et nerveuses, et plus sa conservation présente de chances favorables. Cependant on aurait tort de désespérer de la conservation d'un lambeau par cela même que son pédicule est très-petit. La science renferme aujourd'hui un trop grand nombre d'exemples de parties à peu près complétement détachées et ne tenant tout au plus que par une languette de peau ou de tissu cellulaire qui reprit droit de domicile dans l'économie ; nous en citerons bientôt, à l'occasion des lambeaux par arrachement, un exemple vraiment merveilleux.

Quelques mots maintenant sur la conduite à suivre par rapport aux lambeaux, suivant l'origine qu'ils occupent. Les lambeaux du crâne, de la face et du cou, nous ont occupé précédemment ; il nous reste à dire quelque chose des lambeaux qui occupent les parois thoraciques ou abdominales, ainsi que des lambeaux des membres.

Les plaies de poitrine sont rarement à lambeaux, la construction des parois thoraciques y prédispose moins, les côtes formant un rempart naturel doué d'une certaine force. Si cependant les plaies pénétraient dans l'intérieur de la cavité thoracique, elles pourraient déterminer la pénétration de l'air, et la seule indication serait, après la ligature des vaisseaux, si on en apercevait d'ouverts, de réappliquer

le lambeau et de fermer aussi bien que possible , sauf à pratiquer
plus tard l'opération de l'empyème.

Les parois abdominales qui sont dépourvues d'enveloppes osseuses
n'offrent pas aux causes vulnérantes des pièces de résistance du même
ordre et sont plus faciles à entamer. Les blessures, très-souvent péné-
trantes et accompagnées de la lésion de quelques viscères intérieurs ,
qui peuvent être le siége d'une grave hémorrhagie commandent des
soins du même genre, et tels que ceux que nous avons remarqués
dans l'observation de M. Amédée Roux ; je rappellerai que le traitement
suivi par ce dernier praticien est un traitement mixte par rapport à
l'épanchement sanguin et à la réunion de la division ; dans un premier temps , il ferme la plaie et s'oppose à tout écoulement de sang
au dehors ; dans le second temps, il entrebâille la plaie et évacue une
partie de la collection sanguine, quand celle-ci devient dangereuse
par sa masse, son poids et son séjour.

Maintenant, si les viscères étaient eux-mêmes blessés, s'il étai
possible d'agir directement sur eux, la première chose à faire serai
de s'occuper de leur lésion : ainsi la suture de la vésicule biliaire, cell
de la vessie et des intestins, sont à pratiquer avant d'en venir aux au
tres temps du traitement.

La réunion des lambeaux est aussi urgente aux membres , quan
on a affaire à des plaies d'articulation ouverte par des armes tran
chantes. Larrey, en s'aidant de la suture, des antiphlogistiques
des réfrigérants, de l'immobilité du membre, a obtenu plusieur
beaux résultats de guérison de ces sortes de plaies, et même sans a
kylose, quoique des portions d'os ou de cartilages détachées eusse
été enlevées, et les blessés furent sauvés de l'amputation.

Aux membres, on peut voir aussi les gaînes aponévrotiques ouve
tes, les tendons coupés en travers , et leurs bouts s'éloignant da
l'épaisseur des chairs ; dans ces cas, on doit imiter le chirurgien qu
le premier, a réuni les tendons de muscles coupés à la cicatrice de
plaie, au moyen de la suture, et a été récompensé de sa tentative.

Quand à la plaie se joint une fracture sans esquilles, sans co tusion ambiante, la réunion est encore salutaire, et on épargne au blessé d'autres mutilations plus considérables que les conditions contraires exigeraient peut-être ; mais aujourd'hui, les circonstances fussent-elles aussi fâcheuses, il est encore permis d'espérer de conserver le membre, le traitement chirurgical de ces lésions ayant reçu d'importantes améliorations ; les irrigations froides nous paraissent encore, en particulier, appelées à rendre ici d'incontestables services.

La conduite du chirurgien est bien plus difficile dans les cas de plaies contuses, et surtout dans les cas de plaies par armes à feu, que dans les cas de lambeaux résultant de plaies par instruments tranchants.

L'irrégularité de ces lambeaux, l'attrition de leurs bords ou même de toute leur étendue, le travail inflammatoire qui s'en empare, et dont le résultat trop fréquent est la mortification, la suppuration qui ne manque pas de survenir, tels sont les obstacles en présence desquels se trouve placé le chirurgien. Cependaut, ici comme dans toutes les autres plaies, il doit conserver autant de lambeaux que possible, et rechercher la réunion ; lors même que le sommet du lambeau se gangrènerait, l'agglutination de la plus grande étendue du lambeau abrégerait d'autant le travail de cicatrisation et pourrait éviter au malade les dangers inévitables d'une suppuration abondante et prolongée ; seulement ici on ne peut plus songer à aucune espèce de suture ; de simples bandelettes agglutinatives, médiocrement serrées, afin de ne pas s'opposer à l'écoulement des liquides, et de ne pas occasionner l'étranglement des tissus qui doivent se gonfler considérablement, aidées, lorsque la région peut le permettre, et que l'on peut craindre une violente inflammation, des irrigations froides, remplissent ordinairement le but.

Encore est-il des régions où les praticiens prudents pensent qu'il faut s'abstenir de toute tentative de réunion par première intention, aux doigts et au cuir chevelu, par exemple.

La présence des corps étrangers dans les plaies par armes à feu, par exemple, modifie les indications, et la première, avant de réunir, consiste à en extraire ces corps étrangers. Cependant, dans certains cas, lorsque ces corps ont un petit volume, par exemple, lorsqu'il s'agit de plomb de chasse, on peut appliquer le lambeau et réunir comme à l'ordinaire; ces corps s'enkystent et deviennent sans inconvénient pour l'économie, comme pour l'agglutination du lambeau.

Dans les plaies par arrachement, il est rare que l'on puisse réunir les lambeaux sans régulariser les fonds et les bords de la plaie, sans exciser les lambeaux inégaux des parties charnues, aponévrotiques ou tendineuses, qui dépassent le niveau des portions à conserver, ou qui sont trop profondément intéressées pour qu'on puisse espérer leur agglutination; mais une fois la plaie ramenée à son état le plus simple les bords doivent être rapprochés et maintenus en rapport. Seulement, il faut savoir que rarement la plaie se réunit dans toute son étendue par première intention, et que le plus souvent une partie de la plaie suppure. Cependant, une circonstance assez curieuse, c'est que ces plaies, malgré leur étendue et leur complication, ont des suites en général, fort simples, et que la cicatrisation marche avec une très grande rapidité; il faut toutefois en excepter les plaies par morsure dans lesquelles la gangrène des lambeaux n'est que trop fréquente; l rapprochement des lambeaux doit toujours être pratiqué, en pareil cas et par les moyens ordinaires, mais avec une circonspection extrème et de manière à pouvoir surveiller et combattre en temps utile le accidents qui se montrent de ce côté.

Les lambeaux des plaies contuses et les lambeaux des plaies par arrachement surtout possèdent la propriété de se réunir et de contracte des adhérences, alors qu'ils ne tiennent que par un pédicule très petit et insuffisant en apparence pour les alimenter, ou qu'ils comprennent dans leur épaisseur des parties entièrement détachées; le observations de ce genre sont peu nombreuses, mais nous avons cr devoir rapporter la suivante qui, par la nature et la cause de la mu tilation, l'étendue de l'adhésion, est tout à fait hors de la ligne e nous semble peu connue.

« Une femme âgée de cinquante ans, résidant à Breische, départe

nent de la Haute-Saône, reçut un coup de corne de vache qui pénétra
dans la bouche, puis, décrivant un demi-cercle d'avant en arrière et
de bas en haut en passant derrière les fosses nasales, vint ressortir au-
dessus de la racine du nez, et, par un mouvement de traction, arracha
d'une seule pièce tous les os et les parties molles qui concourent à la
construction du nez, des fosses nasales, de la voûte palatine, du
maxillaire supérieur, de la paroi interne des deux orbites. L'auteur de
cette observation vit la malade deux heures après son accident : il fit
enlever le linge qui recouvrait la figure ; immédiatement après, il vit
se détacher de la figure cette masse, décrite ci-dessus, ne tenant plus
que par un très-léger lambeau de quelques millimètres d'épaisseur
et formé par la peau de la commissure droite des deux lèvres, et
laissant à découvert une vaste ouverture, toute la bouche, l'arrière-
bouche, le côté externe des fosses nasales, la surface interne du globe
de l'œil droit, une partie de la base du crâne. A la vue de dégâts aussi
étendus et aussi graves, il crut à l'impossibilité de sauver la malade.
Cependant, pour ne point inquiéter cette pauvre femme, qui conser-
vait tout son calme et ses facultés morales, ainsi que pour l'acquit de
sa conscience et en désespoir de cause, il tenta ce replâtrage de la
manière suivante : il mit cette masse charnue et osseuse dans un vase
qui contenait de l'eau ; il la lava, toutefois, en prenant les précautions
nécessaires pour ne pas rompre le petit lambeau qui l'unissait encore
aux parties saines, puis il la replaça le mieux possible; il la maintint
dans sa place naturelle au moyen de quelques points de suture et d'un
grand nombre de bandelettes agglutinatives; il engagea la femme à
tenir continuellement la bouche fermée, de manière à comprimer le
maxillaire supérieur avec la mâchoire inférieure; une mentonnière fut
placée pour obliger le maxillaire inférieur à ne pas cesser cette importante fonction.

« Il laissa cette femme, convaincu qu'une hémorrhagie ou des accidents cérébraux se manifesteraient, et que la masse divisée tomberait
en gangrène; mais non, aucun des accidents ne s'est manifesté, et la
cicatrisation des parties molles était faite entièrement le dixième jour;

de son accident. Quant aux parties dures, deux mois ont été nécessaires pour leur consolidation complète. »

Nous terminerons enfin ces considérations sur la conservation des
lambeaux adhérents par une indication rapide des complications qu
peuvent la compromettre.

Les complications sont en partie communes à toutes les plaies, er
partie propres à celles qui présentent seulement des lambeaux. Ce
sont des accidents qui peuvent survenir également chez les blessés e
chez les opérés; ils sont primitifs ou consécutifs. Il nous paraît inutile
de nous étendre sur ce sujet longuement décrit dans une thèse re
marquable (1841), dont l'auteur est un de nos juges : les accident
nerveux, les accidents hémorrhagiques, l'introduction de l'air dans le
veines, les plus importants de tous, y prennent une grande place, y
compris les inflammations, l'érysipèle traumatique tel qu'on l'enten
à l'Hôtel-Dieu, et la phlébite avec ses suites : les abcès métastatiques
nous ne pourrions que répéter ce qui a été et sera mieux dit et fai
que nous ne saurions nous-même dire et faire. Les accidents parti
culiers aux plaies à lambeaux, surtout quand on n'a pas pu les réuni
par première intention, sont la conicité du moignon, la nécrose de
fragments d'une fracture, la fièvre hectique, une gangrène partiell
ou totale du lambeau, la récidive de la maladie dans le lieu où l'on
cru l'avoir extirpée complétement. Il suffit de les signaler pour qu'o
prenne les précautions capables de les prévenir, et les moyens d'
remédier aussitôt que ces complications se sont montrées malgré tou
les soins. Et comment trouve-t-on les indications de leur traitemen
si ce n'est dans l'étude du mécanisme de leur production? Je citer
un seul exemple : l'affection gangréneuse du lambeau d'où dépenc
elle? Elle tient souvent à des causes différentes; donc il importe d
les distinguer. Opère-t-on dans un cas de gangrène sénile : il con
viendra d'attendre jusqu'à ce que l'on soit sûr que le mal soit bie
circonscrit, sinon on tranchera dans des chairs déjà à moitié morte
Règne-t-il une épidémie de pourriture d'hôpital : il sera sage d'ajou

ner les opérations, et rationnel de relever le physique et le moral des blessés reçus pendant la période de cette épidémie. Exécute-t-on une autoplastie : on doit être prévenu des causes, des signes et de l'époque du développement de la gangrène dans ce cas particulier, soit pour prévenir, soit pour guérir, et conserver par cela même les lambeaux ; le sphacèle provient alors ou d'un défaut de circulation, ou d'un excès d'inflammation, ou de l'impression d'un froid vif ; de là des indications d'agir différentes avant, pendant ou après les opérations autoplastiques ; on pourrait en dire autant pour les diverses autres opérations sanglantes de la chirurgie ; les complications ont une terrible valeur, et, en raison de cette valeur, il importe que le chirurgien n'en ajoute jamais de son fait ; il en naît assez sans et malgré lui.

Nous ajouterons que certains lambeaux, pendant le temps de leur réunion, contractent certaines affections, en les partageant d'ailleurs avec le reste du corps ; ici nous voulons faire allusion particulièrement aux affections cutanées des lambeaux autoplastiques, où la chose est plus remarquable. C'est ainsi qu'on a observé ces lambeaux envahis soit par la variole, soit par l'érysipèle, comme les téguments voisins, avec cette différence que le développement inflammatoire y était affaibli, principalement au début, alors que le lambeau ne jouit pas encore de la vitalité qu'il doit acquérir plus tard (Jobert) ; probablement la brûlure y produirait ses effets accoutumés. Par contre, et en compensation, on a noté que les lambeaux sont réfractaires à l'invasion du cancer. Cette observation n'a pas été perdue, et l'on s'en est emparé pour l'utiliser. En effet, quand les lambeaux sont appliqués en une place où l'on vient d'enlever une tumeur cancéreuse, s'ils contractent une adhérence complète et immédiate, la récidive est conjurée ; si parfois elle tend à se manifester, elle se produit plutôt à côté de l'ancienne plaie. L'auteur de cette remarque est M. Martinet (de la Creuse) ; elle a été mise à profit par MM. Blandin, Bérard et Jobert, à la mamelle, au nez, à la paupière, etc. ; d'où il s'ensuivrait, d'après les faits déjà connus, que la transplantation de lambeaux sains dans

une région suspecte non-seulement échappe à la dégénérescence e
en est respectée, mais encore protége plus ou moins indéfiniment le
parties qu'elle recouvre par suite de son application directe sur elle
et de sa réunion avec elles. De là l'indication clinique d'en agir ains
quand l'occasion s'en présente; si c'est un moyen sûr d'éviter la réci
dive, l'autoplastie devient un devoir pour les chirurgiens. La repullu
lation du cancer est malheureusement si commune chez les opérés qu
sortent guéris en apparence de nos hôpitaux et reviennent au bou
de quelques mois redemander avec instance de nouvelles opérations
le plus souvent impossibles, que la chirurgie, au lieu de se décourage
et de désarmer, doit retrouver sa puissance dans le remède propos
par M. Martinet (de la Creuse), qui est presque devenu un mod
de pansement.

Quant aux lambeaux malades avant l'opération, ceux-ci, à dater d
jour où elle est faite, tendent vers un état meilleur, même aux envi
rons des tumeurs de mauvaise nature. Lisfranc a démontré que certain
cancers qui paraissaient profonds n'étaient souvent que superficiels
cette persuasion lui vint par l'observation. « Les parties qui entouren
un cancer, dit-il, sont simplement enflammées et non pas frappée
de dégénérescence. Les antiphlogistiques locaux combattent leur éta
subinflammatoire, et la tumeur se réduit sensiblement. Celle-ci, cir
conscrite dans ses propres limites, devient plus opérable, si l'o
peut ainsi dire, et les chairs conservées reviennent à leur conditio
normale; de même les lambeaux, comme nous l'avons dit plus haut
qui sont presque fongueux, ramollis, gagnés eux-mêmes par l'in
flammation scrofuleuse, autour des tumeurs blanches des os et de
articulations voisines sont aussi modifiés par l'inflammation trauma
tique aiguë, au point de reconstituer des moignons sains et durables.

Cette pratique est donc à imiter.

SECONDE PARTIE.

LAMBEAUX ENTIÈREMENT DÉTACHÉS.

HISTOIRE ET CONSERVATION.

Nous abordons ici la partie de notre thèse sinon la plus importante sous le rapport pratique, du moins la plus curieuse au point de vue de la physiologie pathologique. Et d'abord disons que si nous avons adopté pour ces lambeaux la même division que pour les lambeaux adhérents, c'est-à-dire en lambeaux d'opération et en lambeaux accidentels, ce n'est pas que nous ayons entendu consacrer quelques tentatives audacieuses, destinées à transporter des parties de l'organisme sur des points plus ou moins éloignés et souvent sur des parties non similaires ou sur des individus différents, mais il nous a semblé qu'il était important de jeter un coup d'œil sur ce qu'on appelle la greffe animale, et sur les circonstances dans lesquelles le chirurgien peut être autorisé à y avoir recours.

On sait que certains êtres organisés qui occupent le bas de l'échelle animale possèdent l'heureuse prérogative de reproduire, lorsqu'ils ont éprouvé une mutilation quelconque, et cela dans un temps assez court, juste le membre ou la région qui a été accidentellement retranchée; on voit alors se substituer un tout organique absolument semblable à l'ancien par les caractères anatomiques et physiologiques. On a observé, à n'en pas douter, des faits de ce genre sur les polypes, les vers terrestres et aquatiques, sur les écrevisses, les limaçons, et même sur les salamandres et les têtards. Les expériences offrent ces étranges résultats, pourvu que, en ce qui regarde les salamandres. on n'attaque pas les centres de la vie ; la reproduction paraît donc être limitée aux organes dont, à la rigueur, l'animal peut se passer pour vivre ; quant à la durée du temps que les parties mettent à repousser, elle est variable suivant le rôle de chacune d'elles dans l'économie animale, suivant aussi l'espèce zoologique, son rang, son âge, son sexe, le milieu habité (l'eau ou l'air), la saison, enfin suivant la distance des espèces sur lesquelles on opère, et, chose encore à noter, le renouvellement de la même partie a pu être obtenu plusieurs fois de suite. Spallanzani a démontré ces diverses circonstances de reproduction organique.

A côté de ces curieux exemples de reproduction totale d'un membre coupé viennent naturellement se placer les cas de greffe organique chez les végétaux et les animaux, greffe fondée sur la possibilité qu'ont les parties divisées de se réunir et de se mettre en communication vasculaire et nerveuse l'une avec l'autre comme avec le reste du corps.

L'art peut aller, en effet, jusqu'à greffer sur un individu vivant des parties qui en ont été complétement séparées, ou qui ont été empruntées à d'autres individus ; mais il ne réussit pas chez l'homme, le premier de l'échelle zoologique, aussi souvent que chez les animaux inférieurs, probablement parce que la force plastique est moins prononcée en lui que chez les reptiles, les invertébrés et les végétaux.

La greffe immédiatement après séparation complète des parties, compte réellement quelques succès ; elle est loin cependant d'être certaine. Par conséquent, ce mode autoplastique ne saurait être employé avec des chances convenables. La greffe par *approche* semble, *a priori*, bien supérieure ; dans ce dernier mode, le lambeau tient sa vie propre des liens qu'il conserve encore avec le reste du corps ; il est dirigé vers un autre sol sur lequel il doit prendre racine, et ce n'est qu'après avoir contracté des rapports nouveaux, une union intime, qu'on peut impunément couper son pédicule et le séparer de son lieu ordinaire. Ici la section est secondaire, et non primitive comme dans le cas de greffe véritable.

Pour être moins sûre, la greffe des parties entièrement détachées n'en est cependant pas moins possible. MM. Denonvilliers et A. Bérard, dans le *Compendium de chirurgie*, ont acccumulé les preuves de cette possibilité, puisées dans la physiologie expérimentale et dans les observations directes de pathologie humaine. La transplantation de l'ergot d'un coq sur sa crête ou sur celle d'un autre animal de même espèce; des essais de greffe de poils, de plumes sur l'homme; d'une dent sur la crête d'un gallinacé; de lambeaux de peau échangés de place; une cornée transportée d'un animal à un autre; l'insertion des testicules d'un coq sur le péritoine d'une poule; la transposition des dents d'une alvéole dans une autre, toutes ces tentatives ont eu du succès, et un succès garanti par des savants de bonne foi, par des autopsies et par des préparations anatomiques. D'ailleurs, ces résultats s'accordent avec ceux que la chirurgie obtient chez l'homme; aujourd'hui les faits abondent, et ce qui fut longtemps considéré comme une fable est aujourd'hui revêtu d'un cachet authentique.

Voici une statistique de A. Bérard, qui nous donne l'espèce des parties réunies après séparation complète, et le nombre de fois où la réussite a été constatée.

Fragments d'oreille externe.	2
Bouts de nez.	8
Bouts de doigts ou doigts entiers.	16

Ces réunions sont heureuses et d'autant plus probables qu'elles sont faites moins tardivement; ainsi donc, il ne faut plus en désespérer comme autrefois, quand on doutait de leur réalité; il convient de les tenter toujours : c'est actuellement un précepte donné par l'expérience.

Certaines précautions favorisent ces réunions : les lavages, les excitants (tels que le vin, la chaleur), la suture, un contact exact, ont paru toujours seconder les efforts de la nature.

Parmi les greffes animales qu'on a essayées en ces temps derniers, il en est une plus curieuse encore que pratique, au moins jusqu'alors, car le lambeau organique transplanté de toute pièce, auquel nous fai-

sons allusion, tout en prenant droit de domicile, n'a pas conservé le
qualités physiques qu'on espérait voir rester inaltérables ; je veux par
ler de l'opération de la kératoplastie, dans laquelle on emprunte l
cornée d'un animal pour la reporter sur l'œil d'un autre. Cette substi
tution, d'abord tentée sur les animaux, n'a réussi qu'à moitié ; l
cornée étrangère se vascularise bien, se réunit, mais par malheu
elle se déforme, et perd bientôt sa transparence, résultat contraire d
celui qu'on désire ; elle contracte aussi parfois des adhérences ave
l'iris, autre obstacle à la vision. MM. Plouviers et Desmarres e
France, n'ont pu obtenir de plus beaux résultats. Leurs opération
s'accordent avec celles des opérateurs qui ont eu les premiers l'idé
et le mérite de l'exécution de la kératoplastie (Reisenger, 1818 à 1824
Dieffenbach en Allemagne et Biggas en Angleterre). Comme pour le
autres greffes, la réunion n'a pas lieu toujours ; elle échoue dans cer
tains cas, et la cornée se mortifie.

Les deux premières applications de la kératoplastie qui ont été faite
chez l'homme sont dues à M. Water, de Bonn, et à M. Kissan, de New
York ; la cornée a été prise sur des brebis ou sur des jeunes cochons, e
a été fixée par des points de suture, dans l'espérance qu'elle remplace
rait la cornée opaque du malade et pourrait lui rendre la vue. Aujour
d'hui, on peut dire qu'on a été complétement détrompé sur ce point ;
quelques personnes même peuvent considérer dès à présent l'opération
comme abandonnée. Mais faut-il tout à fait désespérer de conserve
la transparence des cornées greffées ? Nous ne le croyons pas, et l'a
venir nous donnera peut-être raison : *Nil desperandum*. En rappelant
la kératoplastie dans notre thèse, nous avons eu surtout pour but de
montrer encore un exemple admirable d'adhésion possible d'une
partie entièrement détachée, transplantée sur un autre individu ; cor
née sur cornée, parties similaires, s'il en fut, sont donc en état de se
regreffer selon toute la rigueur de l'expression.

En résumé, ces réunions qui eussent autrefois paru impossibles se
réalisent cependant, quelle que soit la composition des tissus entés. Ne
voyons-nous pas, en effet, l'oreille externe et le nez, dont la texture est

rès-analogue, si l'on en juge par les éléments (double peau, cartilages,
fibres musculaires, vaisseaux et nerfs), et même les doigts, organes
ompliqués en plus par la présence d'un squelette, par celle de join-
ures multiples, de tendons, de gaînes tendineuses et synoviales, se
réunir quand l'application de lambeaux détachés est faite dans cer-
aines conditions favorables.

Que ne pourrait-on pas faire aussi dans le cas où le pénis serait
omplétement coupé en travers? On connaît déjà plusieurs exemples
d'ablation du pénis. Cette mutilation a été aussi observée à la suite
d'actes de jalousie ou de folie, ou à la suite d'accident; et elle n'a pas
ncore été, je ne sache, l'objet de tentatives de la part des chirurgiens.
Les auteurs *a priori* paraissent, il est vrai, douter de cette possibilité,
mais que ne vient pas souvent démentir l'expérience? Pour eux, les
obstacles à cette réunion sont : l'hémorrhagie, les érections et le
passage de l'urine, obstacles qu'ils considèrent comme insurmontables.
Ferait-on immédiatement, disent-ils, une suture; passerait-on une sonde
pour maintenir les bouts rapprochés et pour servir d'appui à un appareil extérieur : on n'y parviendrait point. Qu'en sait-on ? si précisément on supprimait ces inconvénients, par exemple, à l'aide du
rapprochement des parties, d'une enveloppe de peau de baudruche,
de l'administration du camphre mêlé à l'opium pris à l'intérieur, et du
froid à l'extérieur; si enfin on s'opposait au passage de l'urine par une
boutonnière dérivative pratiquée au périnée, comme le conseille
M. Ségalas depuis son opération autoplastique publiée en 1840. N'au-
rait-on pas un résultat ? Sur les tables de mortalité, on voit figurer
de nombreux suicides mis à exécution en désespoir de l'ablation de
cette partie. Ne serait-ce un motif de plus pour songer à les prévenir
en tentant la réunion comme nous la proposons?

Enfin, reste à savoir ce qui se passe au juste dans ces adhésions; la
chaleur du lieu, l'épanchement plastique, l'organisation des capillaires,
sont certainement les moyens d'union. Ces moyens, nous les concevons
plutôt que nous ne les voyons; et ce n'est pas une des moindres cu-

riosités de ce travail organique que de comprendre comment la circulation et l'innervation peuvent aussi se rétablir dans les partie
complétement détachées. Je n'ose encore avancer aucune opinion à ce
égard ; plus tard il me sera permis, je l'espère, de revenir sur tout c
sujet de thèse et d'en faire sortir quelques idées nouvelles, si j'en croi
déjà certains résultats d'expériences commencées par moi.

www.ingramcontent.com/pod-product-compliance
Ingram Content Group UK Ltd.
Pitfield, Milton Keynes, MK11 3LW, UK
UKHW020018080726
13614UKWH00003B/1438